갑상샘 핵의학

NUCLEAR THYROIDOLOGY

NUCLEAR THYROIDOLOGY

갑상샘 핵의학

안병철 저

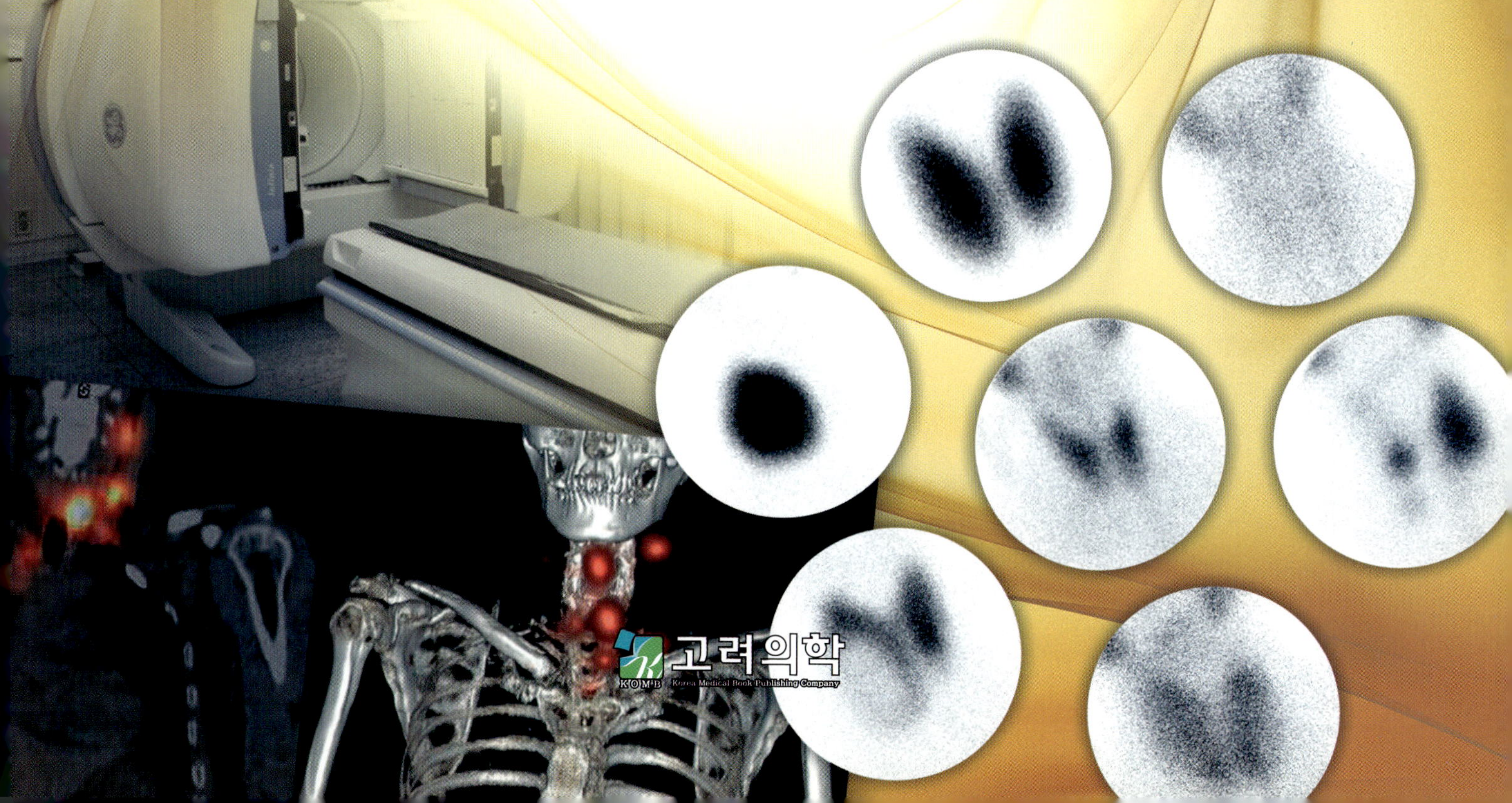

고려의학
KOMB Korea Medical Book Publishing Company

갑상샘핵의학 집필을 마치면서…

갑상샘질환은 기원전부터 인류에게 인식되어 왔으며, 관심 있게 주위를 둘러보고 둘러보면, 지금도 많은 분들이 갑상샘질환을 가지고 살아간다는 것을 쉽게 발견할 수 있다. 갑상샘암을 포함한 갑상샘질환의 발생빈도와 유병률이 지속적으로 증가하고 있다. 2013년 12월에 발표된 중앙암등록본부자료에 따르면 갑상샘암은 한국인에서 가장 빈발하는 암이며, 가장 높은 유병률을 보이고 있어, 갑상샘질환에 대한 국민의 관심도도 점차 높아지고 있다.

갑상샘질환은 진단과 치료는 핵의학적 검사와 치료방법과 함께 성장하였다고 해도 과언이 아니다. 1940년대부터 방사성요오드를 이용한 양성과 악성 갑상샘질환의 치료가 시작되었고, 1950년대에 방사성요오드를 이용한 갑상샘의 비침습적영상이 시행되었다. 현재도 갑상샘질환의 진단과 치료에 핵의학적기법이 빠트릴 수 없는 중요한 역할을 하고 있다.

저자는 핵의학전문의이자 내과전문의로 갑상샘질환의 진료와 연구를 하면서, 핵의학지식이 갑상샘질환의 진단, 치료, 연구에 도움이 되는 것을 항시 느낀다. 갑상샘질환 영역에 새로이 진료나 연구를 시작하는 분들에게는 갑상샘질환에 대한 핵의학적 진단치료기법의 개괄적인 이해가 매우 큰 도움이 될 것이라 여겨지는데, 아쉽게도 현재까지는 핵의학적인 관점에서 기술된 갑상샘학 서적이 국내외를 불문하고 전무한 실정이다.

이러한 현실에서 용기를 내어, 보잘것없는 일천한 나의 작은 임상 및 연구경험이지만, 갑상샘질환 진료와 연구를 하고자 하는 분들께 약간의 도움이라도 되었으면 하는 마음으로, 갑상샘핵의학을 주제로 진단, 치료 및 연구부분을 포함한 개괄적 내용을 한 권의 책으로 엮어보았다. 시간과 지면의 제약으로 모든 부분을 심도 깊게 기술하지 못한 아쉬움이 남아 있지만, 이 책이 갑상샘진료나 핵의학분야 연구에 관심이 있는 임상의나 연구자들에게 갑생샘질환의 핵의학적 진단치료법을 공부하고 연구하는데 도움이 되기를 기대해 본다.

마지막으로 녹녹하지 않은 현실세상 속에서 언제나 나와 함께하며 앞에서 당겨주고 뒤에서 밀어주는 현명한 아내와, 내가 가진 능력이상의 힘과 의지가 솟아나게 해주는 해맑은 두 아들에게 사랑과 감사를 전한다. 내가 갑상샘학과 핵의학 영역에 터를 잡을 수 있도록 이끌어주신 이재태 교수님과 이번 책이 출판되도록 도와주신 고려의학 최병진사장님과 이창용부장님, 직원 분들께도 깊은 감사를 드린다.

2014년 1월

경북대학교병원 2713호에서

저자 안병철

CONTENTS

chapter 01

갑상샘과 핵의학

갑상샘비대증(갑상샘종, goiter)은 전세계 어디서나 발견되는 흔한 질환으로 갑상샘(thyroid gland)이 해부학적으로 명명되기 이전부터 인류에게 인식되어 왔으며, 기원전부터 몇몇 문명사회에서는 경험적으로 해면이나 해초를 갑상샘비대증의 치료에 이용하여 왔다. 기원 수천년 전부터 동·서양을 막론하고 고대서적에 갑상샘비대증이 기술되어 있으며, 의학의 아버지인 히포크라테스도 struma란 표현으로 갑상샘비대증을 기술한 바가 있다. 갑상샘질환에 대한 내용들이 그리스·로마시대, 비잔틴시대, 중세시대의 문헌

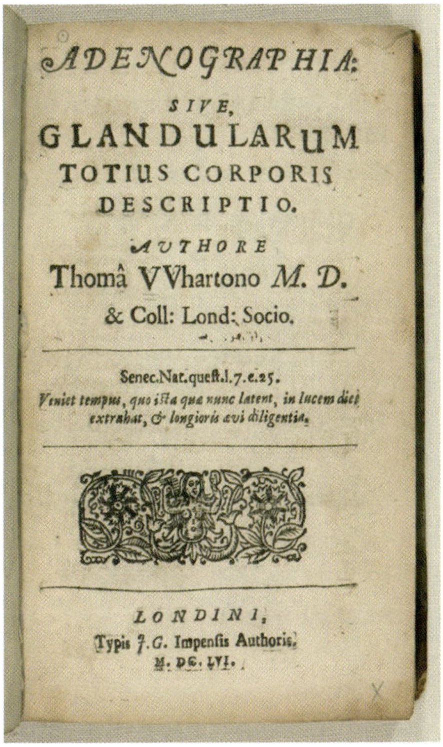
ADENOGRAPHIA:
SIVE,
GLANDULARUM
TOTIUS CORPORIS
DESCRIPTIO.
AUTHORE
Thomâ VVhartono M. D.
& Coll: Lond: Socio.
Senec.Nat.quest.l.7.c.25.
Veniet tempus, quo ista quæ nunc latent, in lucem dies extrahat, & longioris ævi diligentia.
LONDINI,
Typis J.G. Impensis Authoris.
M. DC. LVI.

그림 1-1. 갑상샘이라는 명칭이 처음으로 기술된 Thomas Wharton의 저서 'adenographia'의 표지.
(출처: http://www.indiana.edu/~liblilly/anatomia/viscera/wharton.html)

에 기술되어 있으나, 갑상샘이란 명칭은 1656년 Thomas Wharton이 라틴어로 저술한 'adenographia'라는 책에서 처음으로 명명되었다. 갑상샘이란 명칭은 갑상연골(thyroid cartilage)이 먼저 이름을 가지게 되고, 그 이후 갑상연골에 인접해 있는 샘(gland)이라서 갑상샘으로 이름 지어지게 되었다. '갑상'이란 말의 어원은 그리스어로 문(thyra; door)처럼 생긴 방패(thyreos)와 비슷한 모양을 뜻하는 접미사인 eidos (영어 접미사의 oid)가 합쳐져 이루어 졌다. 하지만 19세기까지 갑상샘의 생물학적 기능과 역할은 정확히 밝혀지지 않았다.

아일랜드의 Robert James Graves는 1835년에 심계항진 증상을 가진 갑상샘종 환자를 발표하였고(현재의 그레이브스병; Graves' disease), 독일의 Karl Adolph Von Basedow도 1840년에 Graves가 보고한 환자와 동일한 증상의 환자를 경험하였는데, 그 환자들이 심계항진, 갑생샘종, 안구돌출증을 가졌다고 해서 Merseburger 삼대증후군(Merseburger triad syndrome)이란 이름을 붙여 발표하였다. 당시에는 갑상샘기능항진증의 주증상이 심계항진이며, 4피트 정도나 떨어져 있어도 들리는 센 심장박동이 있어, 심장기능 증가가 그레이브스병의 원인으로 생각하였으며, 갑상샘이 커진 것도 심장기능 항진에 의한 이차적인 변화로 이해하였다.

갑상샘기능저하증은 이보다 늦은 1850년 Thomas Blizard Curling이 갑상샘의 소실이 대뇌 발달장애를 일으키는 것을 관찰하여 산발성 크레틴병(sporadic cretinism)으로 보고

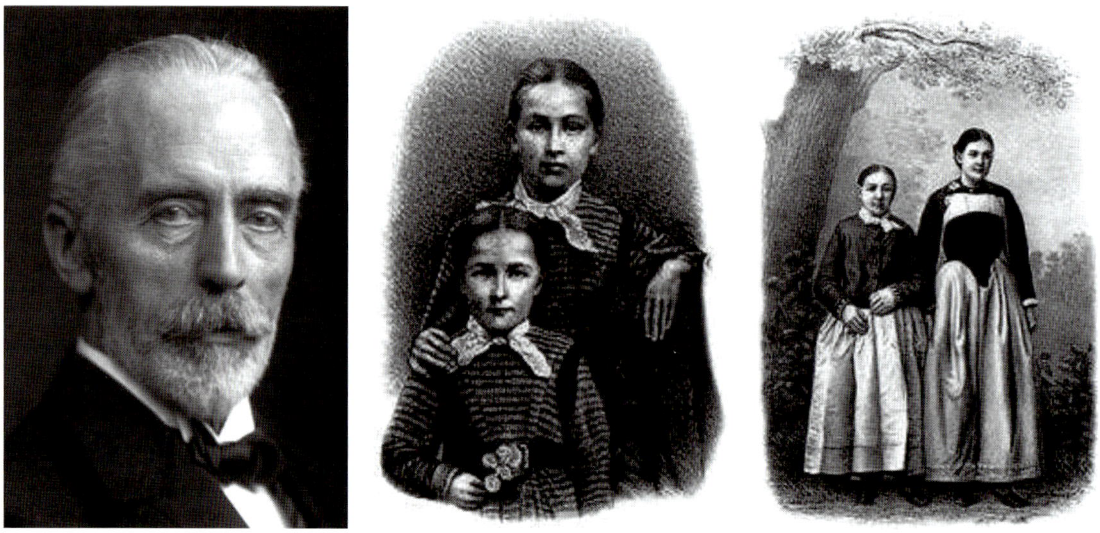

그림 1-2. Emil Theodor Kocher의 갑상샘수술 부작용 발표자료.
수술 전 동생보다 키가 컸던 언니가 갑상샘절제술 후 갑상샘기능저하증이 발생하여 성장이 멈춰, 9년이 지나 동생보다 키가 작게 되는 현상을 발표하였다. (출처: "Emil Theodor Kocher". Nobelprize.org. 4 Aug 2010 http://nobelprize.org/nobel_prizes/medicine/laureates/1909/kocher-article.html)

하였다. 그 이후 Emil Theodor Kocher는 갑상샘수술후 갑상샘기능저하와 관련된 증상을 발견하여 갑생샘결핍악액질(Cachexia Strumipriva)로 명명하였으나, 그 원인을 수술 시 생긴 기관손상에 의한 것으로 생각하였다. 이러한 현상을 발견한 Kocher는 갑상샘 전부를 제거하는 수술보다는 갑상샘의 일부를 남겨놓는 수술을 시행하여 수술후 갑상샘기능저하 발생빈도를 감소시켰다. 또한 갑상샘수술에 의한 사망률도 확연히 감소시켰다. 이러한 공적을 인정받아 갑상샘관련 과학자로 유일하게 1909년 노벨 생리학상을 수상하게 되었다.

갑상샘은 핵의학과 깊은 인연을 가지는데 그 출발은 방사성요오드에서 찾을 수 있다. 1937년 Saul Hertz, Arthur Roberts와 Robley Evans가 토끼를 대상으로 I-128을 이용하여 갑상샘의 생리연구를 진행하였으며, 이듬해인 1938년에 John Livingood과 Glenn Seaborg가 I-131을 발견하였다. 같은 해에 Joseph Gilbert Hamilton, Mayo Soley 와 Robley Evans가 진단적 목적으로 I-131을 환자에게 사용하였고 이듬해 연구결과를 발표하였다. Emilio Segre와 Glenn Seaborg는 현재 갑상샘스캔에 가장 널리 사용되는 Technetium(테크네슘; Tc)-99m을 1938년에 발견하였다. 1941년에 Saul Hertz는 I-130과 I-131혼합물로 갑상샘기능항진증에 대한 치료를 처음으로 시행하였다. 1942년 Samuel Seidlin은 갑상샘암수술후 발생한 전이성갑상샘암으로 갑상샘중독증상을 보인 환자에게 방사성요오드치료를 시행하여 갑상샘중독증 치료뿐만 아니라 갑상샘암을 완치하였다. 이러한 갑상샘암에 대한 치료패러다임 전환시키는 방사성요오드치료의 성공을 바탕으로, 1946년 Samuel Seidlin, Leo Marinelli와 Eleanor Oshry는 전이성갑상샘암 환자의 치료에 I-131을 'atomic cocktail' 이라는 이름으로 사용하기 시작하였다. 전이성갑상샘암에 대한 방사성요오드의 획기적인 치료효과로 인해, 같은 해 8월 1일 미국에서는 원자력법령에 따라 환자진료에 방사성동위원소의 사용이 가능하게 되었다. 그 당시에는 핵의학(nuclear medicine)이란 이름이 지어지기 이전으로, 원자력의학(atomic medicine)이란 명칭으로 방사성동위원소가 환자 진료에 사용되었다. 1947년 Benedict Cassen은 갑상샘결절의 방사성요오드의 축적 여부를 이용하여 양성 혹은 악성을 감별하는 방식을 적용하였는데, 이 방식은 현재도 적용되는 방식이다. 방사성요오드의 임상적인 연구결과가 축적됨에 따라 1951년 미식품의약안전청에서도 I-131을 갑상샘질환자에서 사용하는 것은 승인하게 되는데, 이것이 핵의학 진료와 연구에 가장 기본이 되는 방사성의약품 가운데 최초로 승인된 품목이다. 같은 해에 Benedict Cassen, Lawrence Curtis, Clifton Reed와 Raymond Libby는 섬광검출기(scintillation detector)를 이용하여 갑상샘의 방사성요오드 분포를 영상화하기에 이르러 핵의학적 영상검사기법의 시초가 되었으며, 1958년 Hal Anger가 섬광카메라(scintillation camera)를 개발함으로써 핵의학 영상검사가 한층 더 발달하게 되었다. 1957년에는 Brookhaven 국립연구소에서 Walter Tucker 등이 Molybdenum(몰리브덴, Mo)-

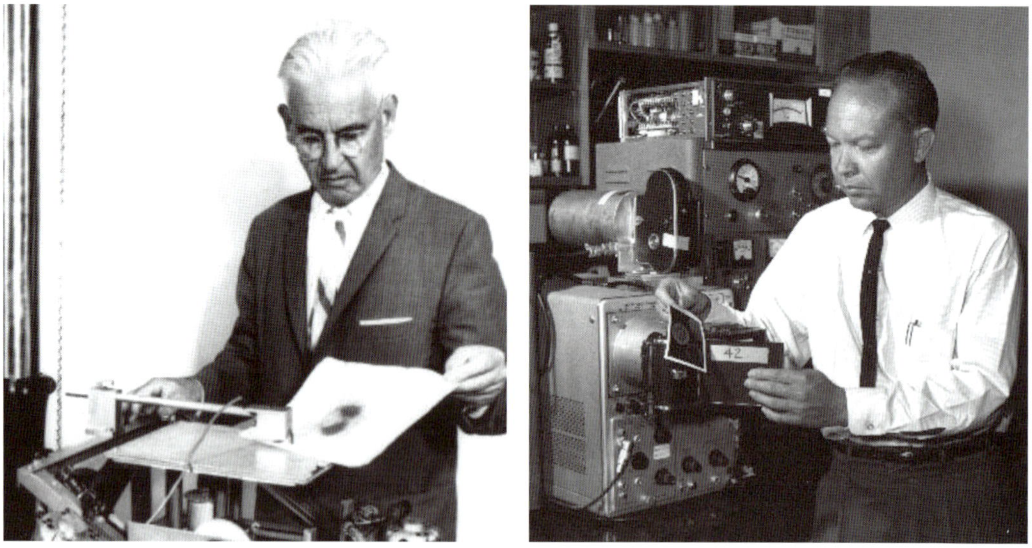

그림 1-3. Benedict Cassen이 자신의 발명품인 점스캐너(dot scanner)로 방사성요오드를 투여하여 얻은 갑상샘핵의학영상을 보고 있다. Hal Anger가 자신의 발명품인 섬광카메라로 얻은 핵의학영상을 보고 있다. (출처; website 및 http://www.lbl.gov/Science-Articles/Archive/nuclear-med-history.html)

99/Tc-99m발생기를 개발함으로써 갑상샘영상을 장소에 구애됨 없이 쉽게 시행할 수 있는 기반이 구축되었다.

1959년 Solomon Berson과 Rosalyn Yalow가 방사면역측정 원리를 개발함으로써, 갑상샘의 기능을 평가하는데 필수적인 갑상샘호르몬 및 갑상샘자극호르몬 등을 방사성동위원소를 이용하여 간편하고 정확하게 측정할 수 있게 되었다. 그 공로로 Rosalyn Yalow 박사는 1977년 노벨상을 수상하게 된다.

핵의학적 갑상샘연구는 임상적인 영역뿐만 아니라 생명과학 분야에서도 중요한 연구주제로 떠 오르고 있다. 과거 갑상샘이 요오드를 축적하는 원인을 나트륨칼륨 ATPase (Na^+/K^+ ATPase)에 의한 것으로 생각하였으나, 1996년 Nancy Carrasco등이 쥐 갑상샘여포세포에서 나트륨요오드공동수송체(sodium iodide symporter; NIS) 유전자를 클로닝하고, 같은 해 Sissy Jhiang등이 인간에서도 동일한 기능을 가지는 인간 나트륨요오드공동수송체유전자를 클로닝함으로써 갑상샘여포세포의 요오드 축적기전이 정확하게 밝혀졌다. 그 이후 나트륨요오드공동수송체가 가진 요오드축적능을 방사성요오드 이용과 연계하여 다양한 생명공학적인 진단 및 치료기법에 이용하기 시작하는데, 대표적인 분야로는 분자영상과 유전자치료를 들 수 있다.

한국에서의 갑상샘핵의학 역사는 한국핵의학의 선구자인 이문호교수와 도상희선생과 함께 시작된다. 이문호교수는 1954년부터 1957년까지 독일 Freiburg대학에서 방사성동위원소 이용법을 수학한 후 귀국하여 1959년 고창순교수와 함께 방사성요오드섭취율검사

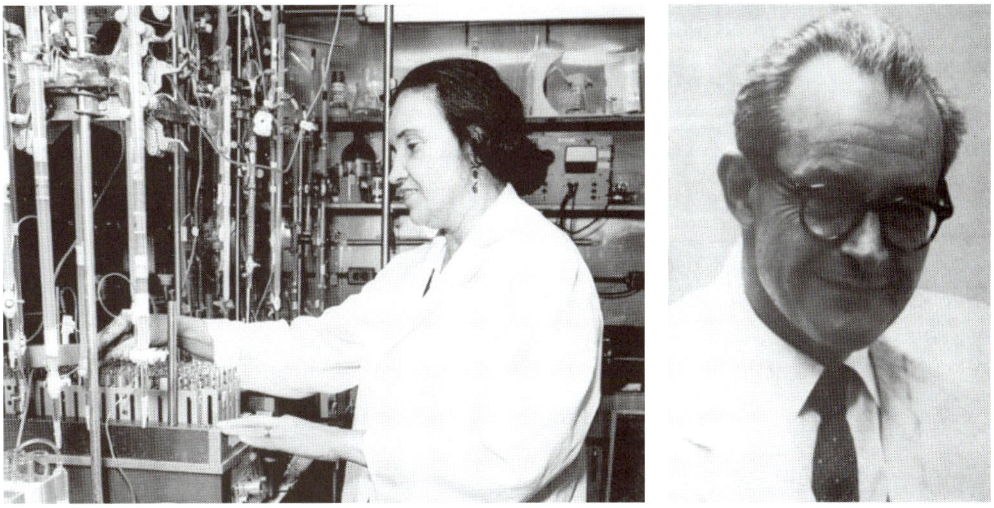

그림 1-4. 방사면역검사법을 개발한 Rosalyn Yalow 박사와 Solomon Berson 박사.
(출처: http://www.jci.org/articles/view/23316/figure/1)

를 국내에서 처음 시행하게 된다. 도상희선생은 비슷한 시기인 1953년에서 1957년까지 미국 오하이오주 클리블랜드클리닉 내과에서 근무하며 핵의학적 기법을 접하게 된다. 그는 1957년 귀국하여 대구동산기독병원에서 방사성요오드를 이용한 갑상샘진료를 시행하고

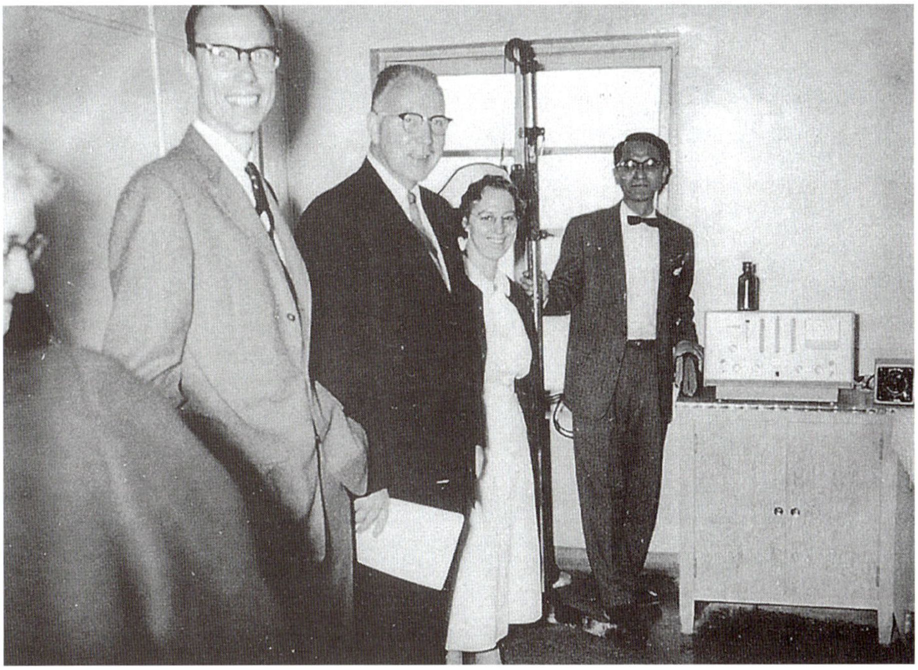

그림 1-5. 1960년 3월 개설된 대구동산기독병원의 방사성동위원소실로 방사성요오드를 이용한 갑상샘기능항진증환자의 치료가 국내 처음으로 시행되었다.

자 준비하여, 1959년 3월 영국에서 수입된 방사성요오드(I-131)를 이용하여 국내 최초로 갑상샘기능항진증환자에게 방사성요오드치료를 시행하였다. 같은 해 5월에는 서울대학교병원에서 방사성동위원소진료실이 개설되어 방사성요오드를 이용한 갑상샘질환의 진단 및 치료가 시작되었다. 1961년 미국원자력위원회가 서울대학교, 경북대학교, 전남대학교 등 6개 국립기관 부속병원에 점스캐너를 포함한 핵의학장비를 지원하여 I-131을 이용한 핵의학적 갑상샘진료가 활성화되었다.

앞에서 기술된 바와 같이 핵의학의 발전은 갑상샘연구 및 진료와 긴밀한 관련이 있으며, 갑상샘학 역시 핵의학적 기법에 의해 많은 발전을 이루었으며, 현재까지 갑상샘의 생리연구, 갑상샘질환의 진단과 치료에 핵의학적 방법이 중요한 역할을 하고 있다.

참고 문헌

1) Leoutsakos V. A short history of the thyroid gland. Hormones 2004;3:268-271.

2) 안지현, 갑상샘 질환에서 치료의 발전 2008:6;99-110.

3) "Emil Theodor Kocher". Nobelprize.org. 4 Aug 2010 http://nobelprize.org/nobel_prizes/medicine/laureates/1909/kocher-article.html.

4) Morris R. Society of nuclear medicine, 1954-2004; 50 years of excellence. Society of nuclear medicine, 2004.

5) Important Moments in the History of Nuclear Medicine, Historical timeline. Resource center in SNM website. (http://interactive.snm.org/index.cfm?PageID=1107) .

6) Dai G, Levy O, Carrasco N. Cloning and characterization of the thyroid iodide transporter. Nature 1996:379;458 - 460.

7) Smanika PA, Liub Q, Furmingera TL, Ryua K, Xinga S, Mazzaferri EL,Jhiang SM. Cloning of the Human Sodium Iodide Symporter Biochem Biophys Res Commun. 1996;226:339-45.

8) 대한핵의학회 50년사, 대한핵의학회, 고려의학, 2010.

9) 서울대학교 핵의학 반세기, 도서출판 고려의학, 2010.

10) 도상희. 역사 회고; 한국 의학의 일대 도약시기와 한국 핵의학 초창기. 대한핵의학회지. 1999;33:242-4.

chapter 02

갑상샘의 발생, 해부구조 및 생리

2.1. 갑상샘의 발생

내분비샘 가운데 첫 번째로 생겨나는 갑상샘은 임신 22일째부터 발생이 시작되며, 임신 29일이 지나면 갑상샘글로불린(thyroglobulin)의 생산능력을 가지게 된다. 임신 49일 정도가 지나면 기관(trachea) 전방에 두개의 엽을 가진 나비모양의 형태를 이루고 여포(follicle)의 형성도 시작된다. 요오드축적이나 갑상샘호르몬 합성은 임신 11주경에 이루

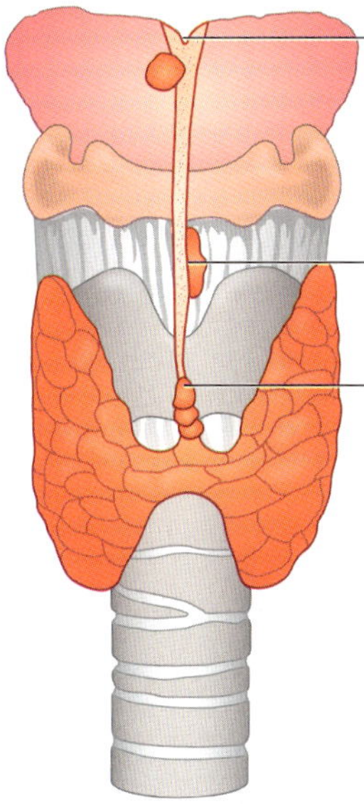

그림 2-1. 갑상샘은 원시인두(primitive pharynx)에서 발생을 시작하여, 갑상설관(thyroglossal duct)을 따라 아래쪽으로 이동하여 최종위치인 갑상연골 아래쪽에 자리를 잡는다. 이동실패나 이동이상으로 갑상샘의 최초 발생 부위인 혀, 혹은 이동경로인 구강하벽, 전경부 중앙부위에 이소갑상샘(heterotopic thyroid)이 존재할 수 있다. 추체엽(pyramidal lobe)은 협부(isthmus)의 상부에서 흔히 발견된다. 이러한 이소갑상샘조직과 추체엽은 갑상샘의 발생과 이동을 증명해주는 증거들이다.

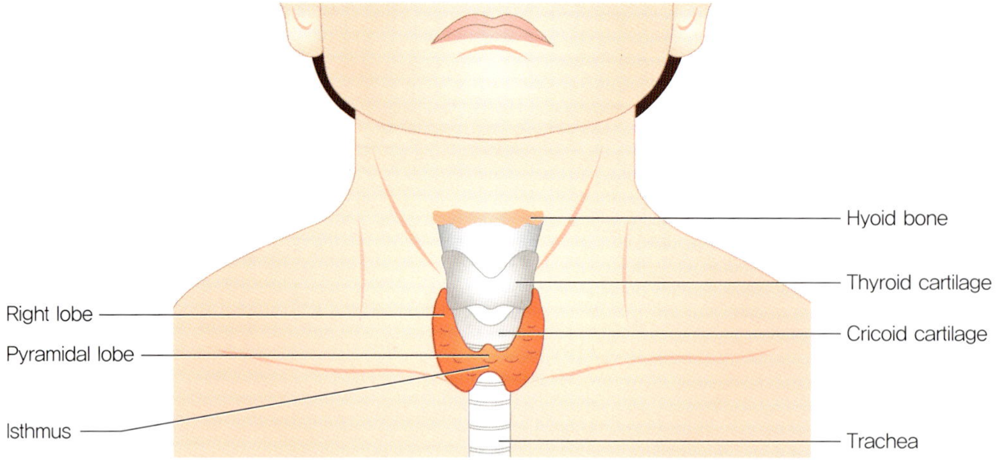

그림 2-2. 갑상샘은 전경부에 위치하며, 기관에 부착되어 있으며, 원추형의 양쪽 엽(lobe)과 이를 좌우로 연결하고 있는 협부(isthmus)로 구성되어 있다. 협부 위쪽에 추체엽(pyramidal lobe)이 약 반수에서 발견된다.

어지게 되는데, 그 이후부터는 방사성요오드와 같은 물질이 발생된 갑상샘조직에 축적될 수 있으며, 임신기간 동안 갑상샘 크기가 지속적으로 커진다.

원시인두(prospective pharynx; primitive pharynx)의 중앙부에서 앞창자(foregut)의 내배엽(endoderm)세포가 갑상샘게실(thyroid diverticulum)을 만듦으로써 갑상샘 발생이 시작되며, 이 세포들은 Nkx2-1(TTF-1), Foxe1(TTF-2), Pax8, Hhex등의 몇 가지 전사인자를 동시에 발현하는 특징을 가진다. 이 세포덩어리가 아래쪽으로 이동하면서 갑상샘소포곁C세포(parafollicular C cell)의 기원이 되는 아가미끝소체(ultimobronchial body)와 합쳐지면서 양쪽 엽(lobe)을 형성하고 양엽은 협부(isthmus)를 통해 연결된다. 최종의 형태가 이루어지면서 여포를 이루고 갑상샘자극호르몬 수용체(thyroid stimulating hormone receptor; TSH receptor; TSH-R), 나트륨요오드공동수송체(sodium iodide symporter; NIS), 갑상샘글로불린을 발현하는 최종 갑상샘여포세포로 분화하게 된다.

2.2. 갑상샘의 해부

갑상샘은 혈류공급이 풍부한 적갈색의 내분비기관으로 경추 5번에서 흉추 1번 높이에서 인두와 기관의 전방에 부착되어 존재하며, 상하로 길쭉한 원추형의 양쪽 엽(lobe)과 이를 좌우로 연결하고 있는 협부(isthmus)로 구성되어 전체적으로 나비 모양을 이룬다. 협부는 윤상연골(cricoid cartilage)의 1cm아랫쪽에 위치하며, 약 절반에서는 협부 위쪽에 태생기 갑상설관(thyroglossal duct)의 흔적인 추체엽이 존재하는데 왼쪽에서 더 흔하게 발견된

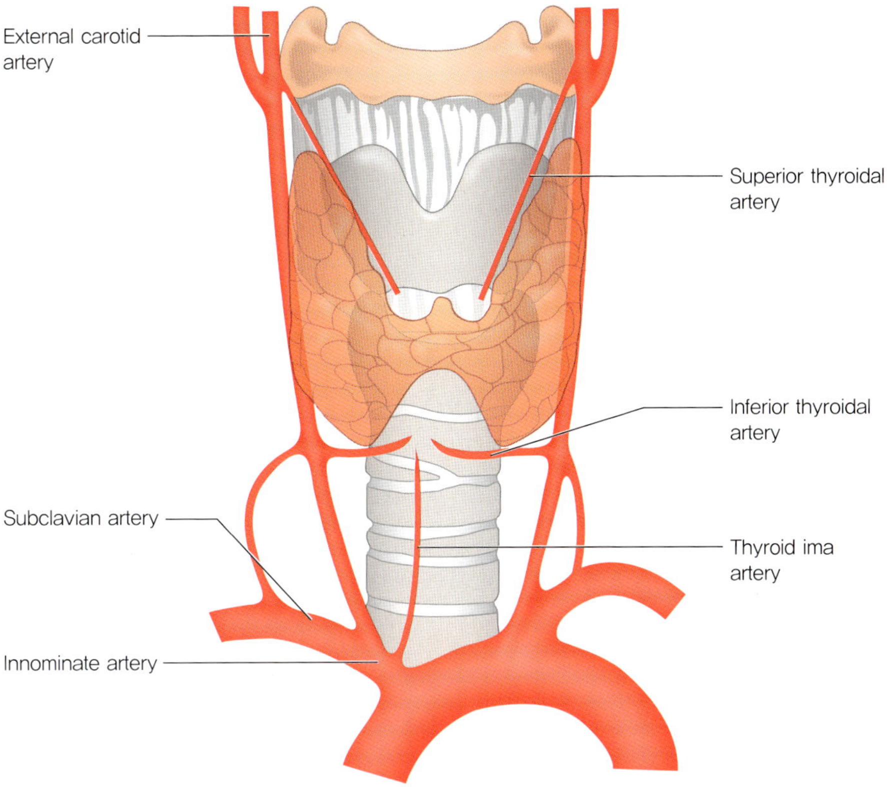

그림 2-3. 갑상샘은 상 · 하 갑상샘동맥에서 주로 혈류를 공급받으며, 인체 조직 중에서 혈류가 가장 많은 장기 가운데 하나이다.

다. 성별이나 연령에 따라 차이가 있으나, 일반적으로 갑상샘엽의 크기는 높이가 4~5cm, 두께와 너비가 모두 1.5~2cm 정도이며 갑상샘 전체의 무게는 15~20g정도이다. 여성은 생리주기나 임신여부에 따라서 갑상샘크기에 변화가 발생한다.

갑상샘은 외경동맥(external carotid artery)에서 기원한 상갑상샘동맥(superior thyroidal artery)과 쇄골하동맥(subclavian artery)에서 기원한 하갑상샘동맥(inferior thyroidal artery)으로부터 갑상샘조직 1g 당 약 5~6 mL/min의 혈류를 공급받는다. 혈류량 측면에서는 가장 혈류가 많은 인체 장기 가운데 하나이다. 간혹 무명동맥(innominate artery)에서 직접 분지해 나오는 맨아래갑상동맥(thyroid ima artery)으로부터 혈류공급을 받기도 한다. 갑상샘의 크기가 커지고 갑상샘호르몬 합성이 증가되는 그레이브스병에서는 갑상샘혈류량이 더 많아지게 되는데, 청진기를 사용하면 늘어난 혈류량으로 인해 갑상샘부위에서 잡음(bruits)을 청취할 수 있다.

갑상샘의 주된 신경지배는 자율신경계(autonomic nervous system)이며, 미주신경(vagus nerve)에서 부교감신경(parasympathetic nerve)이, 경신경절(cervical ganglion)에서 교감신경(sympathetic nerve)이 분포하게 된다. 이 신경섬유는 혈관을 따라 갑상샘

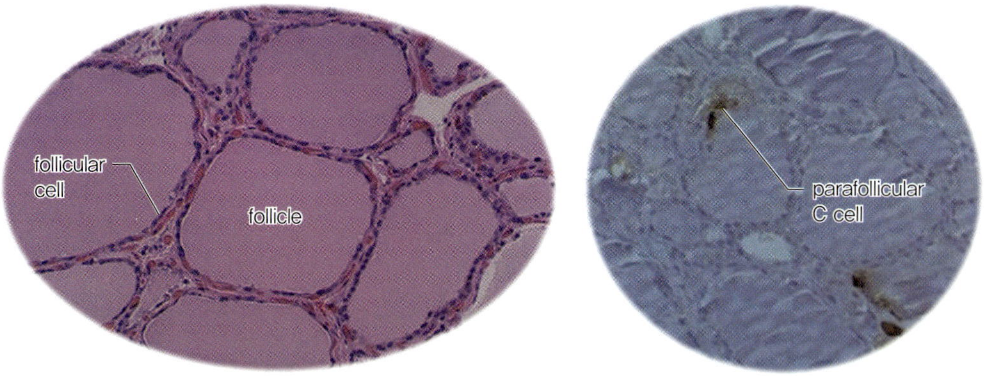

그림 2-4. 갑상샘의 현미경적 구조.
갑상샘은 다량의 갑상샘글로불린을 함유한 콜로이드가 여포(follicle)내에 존재하며, 여포는 갑상샘호르몬을 생산하는 여포세포로 둘러싸여 있다. 여포 바깥에 칼시토닌(calcitonin)을 생산하는 갑상샘소포곁C세포(parafollicular C cell)가 존재한다.

내부로 들어가게 되며, 명확하게 기능이 알려져 있지는 않으나 혈류량 조절을 통해 갑상샘에 영향을 미치는 것으로 생각되고 있다. 기관의 감각과 성대를 포함한 후두의 운동을 지배하는, 미주신경의 한 분지인 회귀후두신경(recurrent laryngeal nerve)은 갑상샘과 기관 사이를 통하여 위쪽으로 올라간다. 회귀후두신경이 갑상샘암에 의해 침범하거나 갑상샘절제술시 손상을 받게 되면, 성대마비가 발생되어 쉰목소리로 변하게 된다.

갑상샘조직은 기능 단위인 여포(follicle)로 구성되어 있는데, 여포는 약 50~300um 크기로 내부에는 콜로이드가 들어있으며, 바깥쪽은 모세혈관으로 둘러싸여 있다. 여포들이 모여 소엽(lobule)을 형성하게 된다. 갑상샘호르몬 합성에 이용되는 갑상샘글로불린을 다량 함유하고 있는 콜로이드를 입방형의 여포세포가 둘러 싸서 다양한 크기의 타원형 여포를 만들게 되며, 갑상샘기능상태에 따라 여포세포의 크기와 모양이 편평상태에서 원주(column)형으로 까지 변화될 수 있다. 여포와 여포 사이에 칼슘대사에 중요한 칼시토닌(calcitonin)을 분비하는 갑상샘소포곁C세포(parafollicular C cell)가 존재한다.

여포세포는 극성을 가지고 있어 첨부와 기저부가 있으며, 각각 여포강(follicular cavity)과 기저막(basement membrane)을 향하고 있다. 기저부에는 갑상샘자극호르몬수용체(TSH receptor), 나트륨요오드공동수송체(sodium iodide symporter; NIS)가 존재하며, 첨부에는 펜드린(pendrin)과 과산화효소(peroxidase)가 주로 분포하여 갑상샘호르몬 합성에 적절한 단백 배치를 가지고 있다. 즉 기저부에 갑상샘자극호르몬수용체가 존재하여 혈액을 통해 외부로부터 전해오는 갑상샘호르몬 생산에 필요한 조절신호를 잘 전달 받을 수 있고, 나트륨요오드공동수송체가 존재하여 혈액으로부터 갑상샘호르몬 합성에 필요한 요오드를 효율적으로 여포세포 내로 섭취할 수 있다. 첨부에는 펜드린이 여포세포에 섭취된

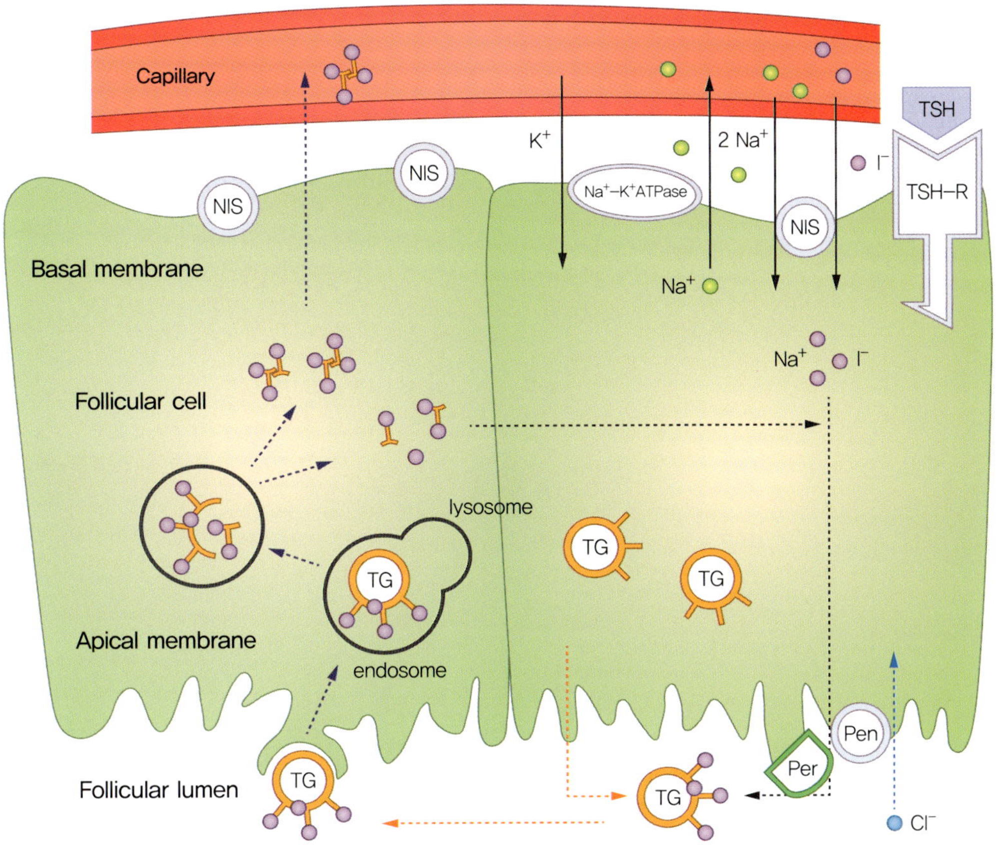

그림 2-5. 갑상샘여포세포 내의 요오드 섭취, 갑상샘호르몬 합성 및 분비과정 모식도.
TSH-R; TSH receptor, NIS; sodium iodide symporter, TG; thyroglobulin, Pen; pendrin, Per; peroxidase.

요오드가 여포강 내로 쉽게 이동하게 하고, 과산화효소가 위치하여 갑상샘호르몬 합성에 필요한 요오드를 원활히 산화시켜 갑상샘글로불린에 효율적 결합되게 한다.

갑상샘호르몬은 여포내 콜로이드에 존재하는 갑상샘글로불린에 결합되어 있다가, 필요시 여포세포내에서 갑상샘글로불린에서 분리되어 혈액내로 분비된다. 갑상샘글로불린에서 갑상샘호르몬이 분리될 때, 갑상샘글로불린에서 떨어져 나온 요오드는 여포세포내에서 갑상샘호르몬 합성에 재사용된다. (그림 2-5)

2.3. 갑상샘의 생리

갑상샘은 많은 수의 여포로 구성되어 있으며, 여포내에는 갑상샘호르몬이 결합되어 있는 갑상샘글로불린이 콜로이드 형태로 들어있다. 갑상샘호르몬은 체내 대사에 관계하는 주된 호르몬으로 거의 모든 세포에 영향을 미치며, 포유류가 정상적인 대사상태를 유지하기 위한 필수요소이다. 갑상샘호르몬의 합성과 분비는 요오드와 갑상샘글로불린을 필요로 하고, 뇌하수체(pituitary gland) 전엽에서 분비되는 갑상샘자극호르몬(thyroid stimulating hormone; TSH)에 의해 갑상샘호르몬의 합성 및 분비가 조절된다.

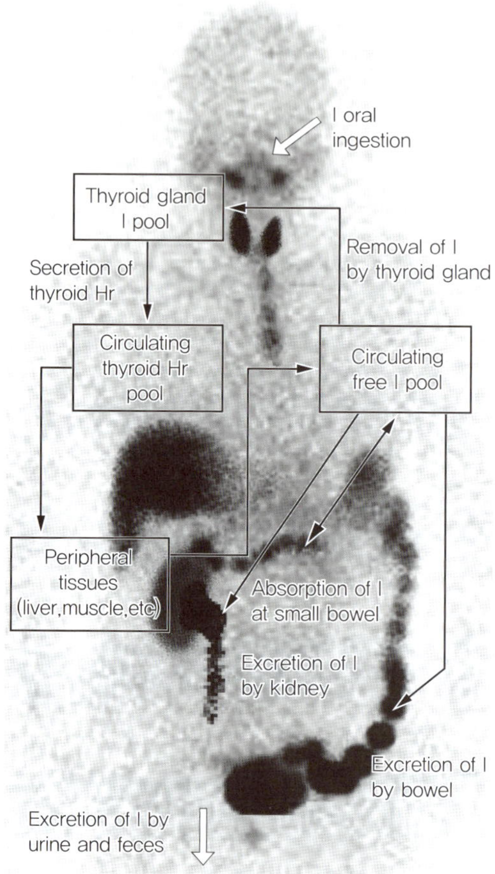

그림 2-6. 요오드대사 모식도.

경구로 섭취된 요오드는 십이지장에서 대부분 흡수되어 순환요오드풀에 포함되고 약 20% 가 갑상샘 여포세포에 섭취되어 갑상샘호르몬 합성에 사용된다. 갑상샘호르몬은 말초조직에서 사용되고 분리된 요오드는 다시 순환요오드풀에 포함된다. 미량의 요오드는 장관을 통해 배설되지만 과량의 요오드는 대부분은 신장을 통해 소변으로 배설된다. I: iodine, Hr: hormone (출처; Ahn BC. Physiologic and false positive pathologic uptakes on radioiodine whole body scan. 12 chapters on nuclear medicine. 2011. Intech)

2.3.1. 요오드 대사

갑상샘호르몬은 요오드를 포함하고 있어, 갑상샘호르몬 합성을 위해서는 요오드가 필수적이다. 요오드 부족은 갑상샘호르몬의 합성장애를 발생시키며, 과거부터 해안과 멀리 떨어진 산간지방에서는 요오드결핍에 의한 갑상샘기능이상이 광범위하게 발생하였다.

미역, 김, 다시마와 같은 해산물에 다량 존재하는 요오드는 음식물을 통해 섭취된 후 거의 대부분(90% 이상) 십이지장에서 흡수되어 순환요오드풀(circulating iodine pool)을 구성하고, 혈액을 따라 갑상샘으로 이동한 후 갑상샘여포세포 내로 능동적으로 농축된다. 성인의 체내에는 약 15~20mg의 요오드가 존재하며, 그 가운데 약 70~80%가 갑상샘에 모여있다. 갑상샘호르몬을 적절하게 생산하기 위해서는 매년 50mg의 요오드가 필요하다. 요오드결핍을 예방하기 위해 대부분의 식용소금에는 100,000개의 염화나트륨에 1개의 요오드화나트륨이 포함되어 있다. 서양에서는 주로 빵과 우유를 통해 필요한 요오드량의 대부분을 섭취하고, 동양에서는 주로 해산물을 통해 필요한 요오드량의 대부분 보충한다.

체내로 흡수된 요오드의 20% 정도가 갑상샘에 섭취되어 갑상샘호르몬 합성에 이용된다. 갑상샘호르몬의 구성요소인 요오드를 갑상샘여포세포가 능동적으로 섭취하는 과정을 포획(trapping)이라 부르며, 이 과정에는 여포세포의 기저부 세포막에 존재하는 나트륨요오드공동수송체(sodium iodide symporter; NIS)가 중요한 역할을 수행한다. 이 수송체는 두 개의 나트륨 이온과 한 개의 요오드 이온을 세포질 내로 받아들이는 역할을 하며, 이로 인하여 세포질내에 축적된 나트륨은 나트륨/칼륨 ATPase(Na^+/K^+ ATPase)에 의해 여포세포 밖으로 배출된다. 갑상샘여포세포의 요오드섭취는 갑상샘호르몬 생산에 필요한 요오드량만큼 일어나게 되는데, 일반적으로 갑상샘여포세포내에는 혈액에 비해 30배 정도 높은 농도로 요오드가 축적된다. 하지만 갑상샘기능항진증과 같이 갑상샘호르몬의 합성이 증가되는 경우 갑상샘여포세포의 요오드섭취가 혈액에 비해 250배까지 증가하게 되고, 반대로 갑상샘호르몬을 복용하여 갑상샘호르몬의 합성이 필요 없는 경우 갑상샘여포세포의 요오드섭취가 감소하게 된다. 혈장에 존재하는 요오드는 일부 침샘이나 위점막에서 분비가 되나 침을 뱉는 경우를 제외하고는 거의 대부분 장관 내에서 재흡수되어, 대변으로 배출되는 양은 미량이며, 과량의 요오드는 대부분 신장을 통해 소변으로 배설된다.

2.3.2. 갑상샘호르몬 합성 및 분비

갑상샘호르몬의 합성은 갑상샘여포세포에 능동적으로 축적된 요오드가 산화와 유기화 과정을 거친후 여포강내에서 갑상샘여포세포에서 만들어진 갑생샘글로불린의 티로신에 연결되면서 시작된다. 요오드가 결합된 갑상샘글로불린은 갑상샘여포세포로 이입되어 단백분해 과정을 통해 최종적인 갑상샘호르몬 형태인 요오드가 3개 결합한 T3, 혹은 요오드가 4개가 결합한 T4로 변화되어 혈액 내로 분비된다.

2.3.2.1. 요오드의 산화

갑상샘여포세포는 나트륨요오드공동수송체를 통해 요오드를 능동적으로 포획한후 과산화수소(hydrogen peroxide) 및 갑상샘과산화효소(peroxidase)를 이용하여 요오드를 산화시킨다. 갑상샘과산화효소는 갑상샘여포세포의 첨부세포막에 존재하며, 갑상샘호르몬의 합성에 중심적인 역할을 하는 단백으로 갑상샘자극호르몬 자극에 의해 여포세포 내에 생성이 증가한다. 갑상샘과산화효소 발현에 관련된 전사인자로는 TTF-1(thyroid transcription factor-1), TTF-2, Pax-8 등이 있으며, 이 전사인자들은 갑상샘여포세포뿐만 아니라 다른 조직에서도 발현되는 전사인자로 갑상샘여포세포에 특이적이지 않으나, 갑상샘에서는 이 전사인자들이 공동으로 작동한다. TTF와 Pax-8 상호작용은 갑상샘여포세포의 중요한 기능단백인 갑생샘글로불린 및 나트륨요오드공동수송체 발현에 관여하여 갑상샘호르몬 합성과정에 전반적으로 관여하게 된다.

2.3.2.2. 요오드의 유기화

산화된 요오드의 유기화는 갑상샘글로불린의 티로신기에 결합하는 것을 말하는데, 갑상샘글로불린이 생성되어 나오는 골지체 혹은 첨부세포막에서 여포로 갑생샘글로불린이 분비되면서 바로 유기화 과정이 일어나며, 갑생샘글로불린에 존재하는 약 70개의 티로신 마다 한 개 혹은 2개의 요오드가 결합할 수 있다. 요오드 한개가 결합한 일요오드티로신(monoiodotyrosine, MIT)과 두개의 요오드가 결합한 이요오드티로신(diiodotyrosine, DIT)이 결합하여 활성이 높은 갑상샘호르몬 T3(triiodothyronine : 삼요오드티로닌)을 만들고, 두개의 이요오드티로신이 결합하여 갑상샘에서 주로 분비되는 갑상샘호르몬 T4(thyroxine: 티록신)를 형성하게 된다.

2.3.2.3. 갑상샘호르몬 분비

갑상샘여포세포는 극성을 가지고 있어 기저막과 접해 있는 기저부와 여포강과 접해있는 첨부가 있다. 갑상샘호르몬은 갑상샘글로불린에 부착된 상태로 여포강내에 존재하므로, 혈액내로 분비되기 위해서는 갑상샘여포세포를 통과하고 갑상샘글로불린에서의 분리가 전제되어야 한다. 먼저 여포강에 접해있는 갑상샘여포세포의 첨부세포막(apical membrane)서 위족(pseudopod)을 만들어 갑상샘글로불린에 포함된 콜로이드를 여포세포내로 이입(endocytosis)시킨다. 세포내 이입으로 생성된 콜로이드로 채워진 엔도솜(endosome)은 리소솜(lysosome)과 합쳐져서, 콜로이드내의 갑상샘글로불린에 결합하여 존재하는 갑상샘호르몬이 가수분해(hydrolysis)과정을 거쳐 갑상샘글로불린에서 분리된다. 분리되어 나온 갑상샘호르몬은 갑상샘여포세포의 기저부세포막(basal membrane)를

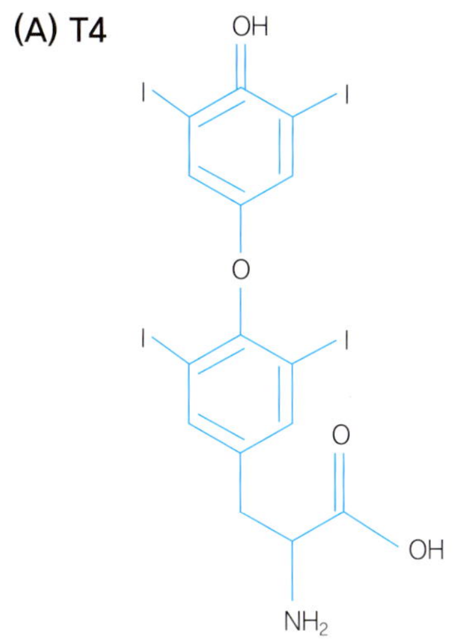

그림 2-7. 갑상샘호르몬 T3(triiodothyronine : 삼요오드티로닌)와 T4(thyroxine: 티록신) 화학구조

통해 혈액내로 방출된다.(그림 2-5) 갑상샘호르몬 가운데 활성이 높은 T3 보다, 활성이 낮은 T4 가 10배 가량 많이 혈액내로 방출된다. 요오드나 리치움(lithium) 등의 약제는 갑상샘여포세포로부터 갑상샘호르몬의 방출을 억제되는데, 이러한 기전이 갑상샘기능항진증의 치료에 이용되기도 한다.

2.3.3. 갑상샘호르몬 운반

갑상샘호르몬은 친지질성으로 물에 잘 녹지 않아, 혈액속에서는 주로 혈청단백과 결합하여 혈액 속을 이동하여 말초조직의 세포로 전달된다. 갑상샘호르몬의 주된 결합단백으로는 티록신결합글로불린(thyroxine binding globulin; TBG, thyropexin), 티록신결합프리알부민(thyroxine binding prealbumin; transthyretin, TTR), 알부민(albumin) 등이 있다. 티록신결합글로불린은 갑상샘호르몬과 결합력은 강하나, 전체 수용량은 적은 편이며, 알부민과 티록신결합프리알부민은 갑상샘호르몬과 결합력은 낮으나, 수용량은 크다. 갑상샘호르몬결합단백의 증감에 따라 갑상샘호르몬 기능검사결과가 변화될 수 있으므로, 갑상샘호르몬검사 결과를 해석할 때에는 결합단백의 양을 변화시키는 질환, 상태 혹은 약물에 대하여 주의를 기울여야 한다. (표 2-1)

대표적인 예로 임신 혹은 피임약 복용이 있으며, 이때는 여성호르몬의 증가로 인하여 정상적으로 티록신결합글로불린이 증가한다. 이는 혈중 T4 및 T3 양을 증가시키는 결과를 가져온다. 따라서 임신 시 정상보다 높은 혈청 T4 값만으로 갑상샘기능항진으로 판단해서는 안 된다. 피임약이나, 스테로이드제와 같은 일부 약제들도 갑상샘결합단백 합성에

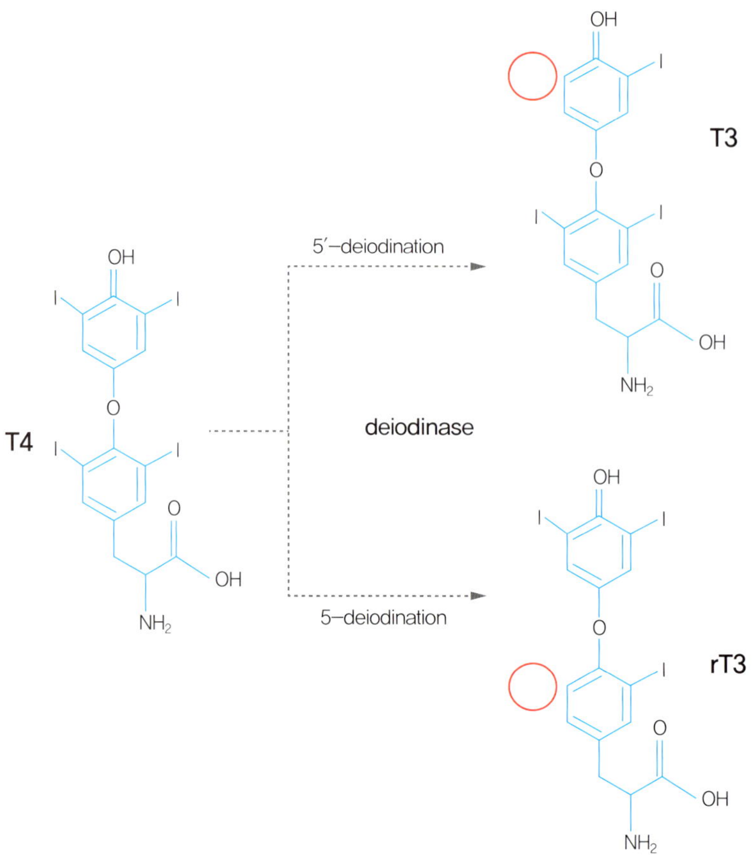

그림 2-8. T4의 바깥쪽 페놀고리의 요오드가 제거 되면 활성을 띠는 T3가 만들어지고, 안쪽의 고리에서 탈요오드화가 되면 활성이 없는 reverse T3(rT3)가 만들어진다.

영향을 준다. salicylate, fenclofenac, phenytoin, carbamazephine, furosemide, synthetic flavonoid, heparin 등 일부약제는 갑상샘호르몬의 단백결합을 저해하여 혈중 갑상샘호르몬의 운반 및 활성도에 영향을 주기도 한다. 따라서 약제를 투여 받는 중인 환자에서 갑상샘호르몬 측정치의 임상적 의미 판단에는 주의가 필요하다.

표 2-1. 갑상샘결합단백에 영향을 미치는 약제 및 질환

티록신결합글로불린 증가		티록신결합글로불린 감소	
질환	약제	질환	질환
임신 여성호르몬 분비질환	피임약 5-FU Perphenazine Clofibrate Heroin	만성간질환 만성신부전 신증후군 영양실조	Steroid Androgen L-asparaginase

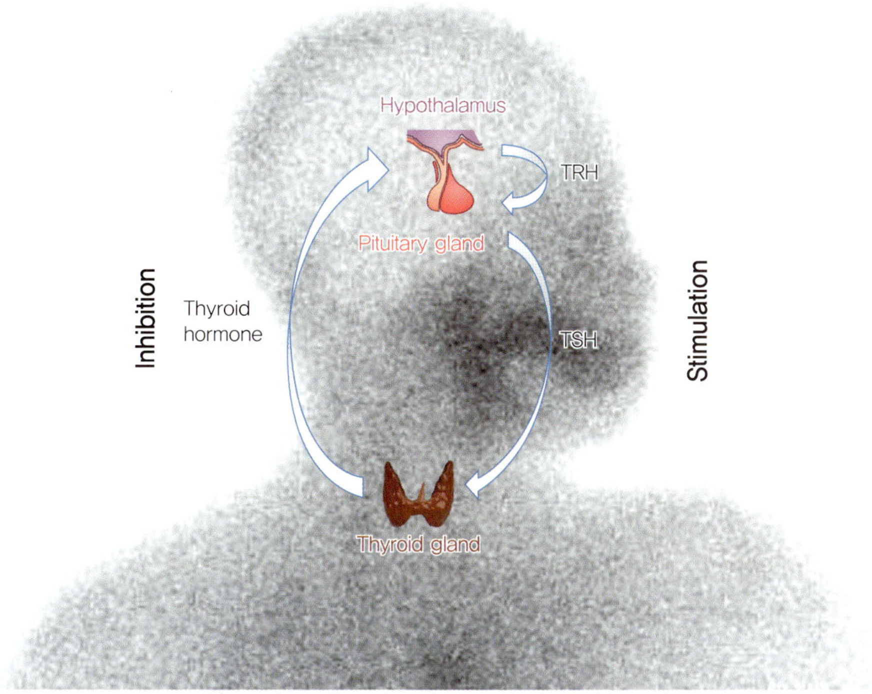

그림 2-9. 시상하부-뇌하수체-갑상샘 축에서 되먹임기전(feedback mechanism)을 통한 갑상샘호르몬 합성 및 분비 조절.

2.3.4. 갑상샘호르몬 대사

갑상샘호르몬은 요오드가 제거되는 탈요오드화, 지용성에서 수용성으로 변화되는 글루쿠론산 혹은 황산염과의 접합, 에테르결합부위 절단, 아미노산 및 탄산제거 반응 등의 과정을 통해 대사된다. 탈요오드화는 말초조직에서 T4의 5' 위치의 요오드가 제거되어 T3가 만드는 과정에 작동한다. 혈청내 전체 T3 가운데 80%는 T4의 탈요오드화에 의해 생산된 것이며, 이러한 이유로 갑상샘호르몬 생산이 부족한 갑상샘기능저하증 환자에게 T4만 투여해도 정상적인 혈청 내 T3를 유지하게 된다. T4의 5위치 요오드가 제거되면 rT3(reverse T3)가 생성되는데 이는 갑상샘호르몬으로서의 생물학적 활성이 없다.

2.3.5. 갑상샘호르몬 작용

갑상샘호르몬은 세포막에 존재하는 갑상샘호르몬수송체(thyroid hormone transporter; MCT8, MCT10, OATP1C1)에 의해 세포질내로 이동하고, 핵내에 존재하는 갑상샘호르몬수용체(thyroid hormone receptor: TR)와 결합한다. 갑상샘호르몬과 결합한 갑상샘호르몬수용체는 유전자에 존재하는 갑상샘호르몬반응요소(thyroid hormone responsive element; TRE)와 결합하여 특정 유전자의 전사활성을 자극하거나 억제하게 된다. 갑상샘호르몬 수용체는 TRα형과 TRβ형이 있으며, 조직에 따라 발현양상에 차이가 있으며 조직에 따라 반응도 다르게 나타난다.

뼈에서 갑상샘호르몬은 조골세포(osteoblast)와 파골세포(osteoclast)의 활성을 자극하여 골교체를 일으키며, 갑상샘기능항진증에는 골교체율이 증가하여 골다공증(osteoporosis)을 일으킬 수 있다. 심장에서의 갑상샘호르몬은 심근세포의 단백합성을 증가시키고 심근수축기능을 높이며, 심박수를 증가시키는 역할을 한다. 간에서는 지방대사에 관여하는 다양한 효소들을 자극하거나 억제하여 지방대사에 영향을 미치게 되는데 갑상샘기능저하증에서는 고지혈증이 발생하게 된다. 지방조직에서 갑상샘호르몬은, 추위에 노출시 열 발생에 영향을 주며 지방분해를 증가시키는데, 갑상샘기능항진증에서 혈청 유리지방산의 농도가 증가한다. 갑상샘호르몬은 신경세포관련 단백발현, 수초형성 및 뇌세포분화에 관련하여 뇌발육에 영향을 미치며, 선천성갑상샘기능저하는 뇌발육장애를 일으킨다. 갑상샘호르몬은 세포내 미토콘드리아의 수와 크기를 증가시키고 에너지대사와 관련된 효소를 증가시켜, 열발생을 높이고 해당작용(glycolysis)을 높인다. 갑상샘기능항진증에서는 에너지 대사의 증가로 피부가 따뜻해지고, 땀이 많이 나며, 체중감소가 발생된다. 반대로 갑상샘기능저하증에서는 피부가 차가워지고, 체중이 증가한다.

2.3.6. 갑상샘호르몬 분비조절

대사활성을 정상으로 유지하기 위해서는 갑상샘호르몬의 양이 정상범위 내에서 조절되어야 한다. 이를 위해서는 갑상샘호르몬이 갑상샘에서 항상 적절한 양이 분비되어야 하는데, 시상하부와 뇌하수체를 통한 되먹임기전(feedback mechanism)이 작동함으로써 가능하다. 즉 갑상샘호르몬이 감소하면 뇌하수체는 갑상샘자극호르몬(thyroid stimulating hormone; TSH, Thyrotropin)을 합성하고 분비하는데, 분비된 갑상샘자극호르몬이 갑상샘에서 갑상샘호르몬 합성과 분비를 증가시킨다. 이와 반대로 갑상샘호르몬이 증가되면, 갑상샘호르몬이 뇌하수체에서 갑상샘자극호르몬의 합성을 음성되먹임(negative feedback)으로 억제한다. 시상하부에서는 갑상샘호르몬이 부족시 thyrotropin 분비호르몬 (thyrotropin releasing hormone; TRH)을 분비하여 뇌하수체에서 갑상샘자극호르몬 합성을 증가시킨다.

참고문헌

1) Hall JE. Guyton and Hall Textbook of Medical Physiology. 12th ed. Saunders, 2011.

2) Ahn BC. Chapter 1. Physiologic and False Positive Pathologic Uptakes on Radioiodine Whole Body Scan. Ali Gholamrezanezhad. 12 chapters on nuclear medicine. Intech. 2011.

3) Kratzsch K, Pulzer F. Thyroid gland development and defects Best Pract Res Clin Endocrinol Metab. 2008;22:57-75.

4) Fagmana H, Nilssonb M. Morphogenesis of the thyroid gland Mol Cell Endocrinol 2010;323;35-54.

5) Dorion D, Lemaire D. Thyroid Anatomy. eMedicine from WebMD. May-5, 2008 http://emedicine.medscape.com/article/835535-overview.

6) Neussey SS, Whitehead SA. Endocrinology an integrated approach. 2001. http://www.ncbi.nlm.nih.gov/bookshelf/br.fcgi?book=endocrin&part=A235.

7) Altmann A, Schulz RB, Glensch G, Eskerski H, Zitzmann S, Eisenhut M, Haberkorn U. Effects of Pax8 and TTF-1 thyroid transcription factor gene transfer in hepatoma cells: imaging of functional protein-protein interaction and iodide uptake. J Nucl Med. 2005;46:831-9.

chapter 03

갑상샘의 핵의학적 응용

핵의학은 방사성동위원소를 질병의 진단 및 치료에 이용하는 의학 분야로 정의할 수 있으며, 특히 갑상샘질환의 진단과 치료에는 다양한 핵의학적 방법들이 개발되어 있어, 방사성동위원소를 적절하게 이용하면 갑상샘질환의 진단과 치료에 매우 유용한 도움을 받을 수 있다.

이 장에서는 갑상샘질환의 진단과 치료 목적에 쓰이는 핵의학적기법을 개괄적으로 기술하고자 하며, 세부적 내용은 앞으로 이어지는 장에서 자세히 기술하기로 한다.

3.1. 진단적 핵의학

질병의 진단을 위한 핵의학검사는 체액을 이용하여 체외에서 검사하는 방법과 방사성동위원소를 체내투여한 후 분포를 파악함으로써 신체기능상태를 검사하는 방법과 마지막으로 영상을 얻기 적당한 방사성동위원소를 체내로 투여하여 핵의학영상기기로 평면 혹은 단층촬영영상을 얻어 질병을 찾거나 평가하는 방법이 있다.

체액을 이용하는 핵의학검사로 갑상샘질환의 진단에 도움을 받을 수 있다. 즉, 갑상샘질환과 관련된 갑상샘호르몬, 갑상샘자가항체 등을 방사면역측정으로 측정할 수 있으므로 갑상샘질환을 진단하거나 배제할 수 있고, 질환의 중증도를 파악할 수 있다. 방사면역측정은 방사성동위원소의 예민성과 항원-항체 반응의 특이성을 이용하여 미량의 물질을 높은 예민도와 특이도로 체외에서 측정하는 검사법이며, 갑상샘관련 체외검사법으로는 방사면역측정법과 면역방사계수법이 많이 사용되고 있다. 방사면역측정법은 검사실마다 검사키트와 검사방법에 차이가 있을 수 있고, 정상치 범위도 다를 수 있다. 특히 방사면역검사의 결과는 숫자로만 제공되므로 검사실 검사방법 및 결과에 대한 정도관리가 매우 중요한데, 대한핵의학회 및 한국교정시험인정기구(Korea Laboratory Accreditation Scheme;

KOLAS) 등에서 개별 검사실의 검사품질을 인증해주고 있다.(4장 참조)

방사성동위원소의 체내분포검사는 갑상샘질환의 진단 및 중증도를 파악하고, 치료방향을 결정하는데 도움을 줄 수 있다. 갑상샘은 갑상샘호르몬 합성을 위해 요오드를 반드시 필요로 하고 인체내 존재하는 요오드의 80% 정도가 갑상샘에 존재한다. 섭취된 요오드는 소장에서 흡수되어 갑상샘에 모이게 되는데, 요오드가 갑상샘에 섭취되는 정도를 파악하면 갑상샘의 전반적인 대사상태를 간접적으로 알 수 있게 된다. 방사성요오드와 간단한 방사능측정장비를 이용하면 갑상샘의 요오드 대사를 쉽게 알아 볼 수 있으며, 약물처치를 이용하면 갑상샘의 생리 및 병리적인 상태를 더 정확하게 평가할 수 있다.(5 장 참조)

적절한 방사성핵종을 투여한 후 핵의학영상장비로 영상신호를 획득하면 갑상샘 자체 및 갑상샘질환과 관련된 병소를 핵의학적 방법으로 영상화 할 수 있다. 핵의학영상은 해부학적영상과 달리 크기나 모양같은 해부학적영상정보 이외에도 유전적·생화학적·생리적·기능적 정보도 영상화가 가능하다. 이러한 특성으로 인하여, 핵의학영상은 기능이상을 동반하는 갑상샘질환의 평가에 매우 유용하며, 해부학적영상이 제공하지 못하는 여러 정보를 제공하여 갑생샘의 생리·병리적 상태평가와 갑상샘질환의 감별진단에 큰 도움을 준다.(6 장 참조)

감마선방출방사성핵종과 양전자방출방사성핵종이 핵의학 영상검사에 이용되며, 감마카메라와 PET 카메라를 이용하여 영상을 획득한다. 핵의학영상은 방사성핵종을 투여한 이후 핵의학영상장비로 영상을 촬영하는 것으로 방사생핵종 투여에 의한 방사성피폭문제가 언제나 수반되고, 따라서 여성환자에서는 임신 및 수유여부를 영상촬영전에 반드시 확인하여야 한다.

표 3-1. 핵의학영상에 이용되는 방사성핵종 특성

방사성핵종	물리적반감기	영상이용 감마선에너지	치료용방사선 방출여부
C-11	20 분	511keV*	-
N-13	10 분	511keV*	-
O-15	2 분	511keV*	-
F-18	110 분	511keV*	-
Ga-67	78 시간	93keV	-
Ga-68	68 분	511keV*	-
Tc-99m	6 시간	140keV	-
In-111	67 시간	173keV	Auger 전자
I-123	13 시간	159keV	-

I-124	4.2 일	511keV*	–
Tl-201	73 시간	(69~83keV)¶	–

* 방사성핵종에서 방출된 양전자가 음전자와 쌍소멸되면서 발생되는 감마선의 에너지임.

¶ 전자포획으로 붕괴되는 Tl-201에 의해 발생된 Hg X-선 에너지임. In-111은 Auger 전자를 방출함으로 치료용 방사성핵종으로 이용가능함.

3.2. 치료적 핵의학

핵의학은 진단영역이 주를 이루고 있었으나, 최근에는 방사성핵종을 이용하는 치료영역이 급속하게 발전하고 있으며, 그 가운데 임상에서 가장 폭넓게 이용되고 있는 분야가 갑상샘질환의 치료영역이다.

항갑상샘제를 보편적으로 이용하는 한국의 실정과는 달리, 미주지역에서는 갑상샘기능항진증 치료에 방사성요오드를 이용한 처치가 가장 빈번하게 이용되고 있다. 또한 갑상샘암의 발생빈도가 전세계적으로 증가하고 있으며, 한국에서는 매년 25% 정도의 발생률 증가가 있을 정도로 폭발적으로 늘어나고 있는데, 갑상샘전절제술을 받은 많은 분화갑상샘암 환자가 재발과 사망률을 최소화하기 위하여 방사성요오드치료를 받고 있다.

갑상샘수질암도 수술로 완치가 불가능한 경우, 치료용방사성의약품을 이용하여 치료를 시도할 수 있다. 갑상샘수질암은 신경능에서 유래한 갑상샘소포곁C세포(parafollicular C cell)에서 기원한 신경내분비종양으로 세포막에 소마토스타틴수용체(somatostatin receptor)와 노르에피네프린수송체(norepinephrine transporter)가 발현된다. 갑상샘수질암의 이러한 생물학적 특성을 고려하면, octreotide 유사체에 치료용방사성핵종을 표지하거나 guanethidine 유사체인 MIBG에 I-131을 표지하여 환자에게 투여하면, 치료효과를 얻을 수 있으로 것을 예상할 수 있다.

방사성핵종을 이용한 핵의학적 치료는 환자에게 방사능을 투여하게 되므로 이로 인하여 주위사람 및 환경에 대한 피폭 및 오염의 문제가 따르게 되고, 또한 환자에 의한 환경과 주변사람들에 대한 방사선피폭 및 오염을 법률로 엄격히 제한하므로 이에 대한 세심한 주의가 필요하다.

미주갑상선학회, 유럽갑상선학회, 미주핵의학회, 유럽핵의학회 뿐만 아니라 대한갑상선학회, 대한핵의학회 등에서 방사성핵종을 이용한 핵의학적치료법에 대한 지침서 등을 간헐적으로 발간하고 있어, 주기적으로 이를 참조하여 최근 동향을 놓치지 않아야 한다.

생명공학기술의 급격한 발전으로 유전자치료기술이 기초연구를 넘어서 임상에 성큼 다가서고 있는 실정이다. 난치성종양치료법 개발에 방사성의약품을 축적하게 하는 진단 및 치료유전자를 이용하는 연구가 광범위하게 진행되고 있다. 갑상샘여포세포에서 특이발현되는 나트륨요오드공동수송체유전자를 이용한 방사성핵종유전차치료술이 많은 연구자에 의해 연구되고 있으며, 분화갑상샘암의 치료경험에서 축적된 임상경험이 해당연구의 발전에 기여하고, 유전자치료연구에서 새롭게 드러나는 생명현상이 분화갑상샘암 임상치료술 발전에도 도움이 되고 있다.

표 3-2. 핵의학적 치료에 이용되는 방사성핵종 및 특성

방사성핵종	물리적반감기	치료용방사선 종류 및 에너지	영상용방사선 방출여부
Sr-89	50.5 일	베타선 (583keV)	-
Y-90	64 시간	베타선 (935keV)	-
Sn-117m	13.6 일	전환전자	감마선 (159keV)
I-131	8.0 일	베타선 (181keV)	감마선 (364keV)
Sm-153	47 시간	베타선 (225keV)	감마선 (103keV)
Ho-166	27 시간	베타선 (666keV)	감마선 (81keV)
Lu-177	6.7 일	베타선 (140keV)	감마선 (208keV)
Re-186	3.8 일	베타선 (329keV)	감마선 (137keV)
Re-188	17 시간	베타선 (795keV)	감마선 (155keV)
At-211	7 시간	알파선 (5868keV)	감마선 (79keV)
Bi-213	46 분	알파선 (1390keV)	감마선 (440keV)
Ac-225	10.0 일	알파선 (5915keV)	감마선 (99keV)

* 치료용방사성핵종이 감마선을 동시에 방출하면, 감마카메라로 치료용방사성핵종의 체내분포를 영상화할 수 있어 치료효과 예측 할 수 있다는 장점이 있음. 순수하게 베타선만 방출하는 치료용방사성핵종은 주위 사람에게 방사선피폭 위험성이 낮다는 장점을 가짐.

참고문헌

1) 핵의학 분자영상, 고문사, 2003.

2) 안병철. 분자영상: 생명공학 및 의학적 응용. 경북대학교출판부. 2009.

3) Ahn BC. Requisites for successful theranostics with radionuclide-based reporter gene imaging, J Drug Target. 2014. (in press)

4) Ahn BC. Sodium iodide symporter for nuclear molecular imaging and gene therapy: from bedside to bench and back. Theranostics. 2012;2:392-402.

chapter 04

방사면역측정

방사면역측정(radioimmunoassay; RIA)은 방사성동위원소의 예민성(sensitivity)과 항원-항체 반응의 특이성(specificity) 혹은 특이적으로 결합하는 물질들의 특이 결합능력을 이용하여, 검체내에 존재하는 항원 혹은 특이결합물질의 농도를 높은 예민도와 특이도로 측정하는 체외검사법이다.

1959년 Solomon Berson과 Rosalyn Yalow는 혈장내 인슐린의 농도를 측정하는 새로운 검사기법을 발표하였고, Yalow 박사가 이 연구결과를 바탕으로 1977년 노벨상을 수상하였다. 방사면역측정은 항원-항체 반응 원리로 개발되었으나 특이항체와 동일한 역할을 할 수 있는 특이수용체 혹은 특이결합물의 이용으로 점차 확장되었다. 1960년 Ekins등은 티록신결합글로불린(thyroxine binding globulin; TBG)을 특이결합물질로 이용하여 티록신의 양을 측정하는 방법을 발표하였다.

방사면역측정법은 경합적반응을 이용하는 경합방사면역측정법과 비경합반응을 이용하는 비경합방사면역측정으로 대별할 수 있다. 경합방사측정법에는 천연결합단백을 이용한 경합적단백결합측정법(competitive protein binding assay; CPBA), 특이항체를 이용한 방사면역측정법(radioimmunoassay; RIA) 및 수용체를 이용한 방사수용체측정법(radioreceptor assay; RRA) 등이 있다. 비경합방사측정법에는 항체를 특이결합물질로 사용하며 항체에 방사성동위원소를 표지하여 추적자로 이용하는 면역방사계수법(immunoradiometric assay; IRMA)이 있다. 이 방법들 가운데 특이결합물질로 항체를 이용한 방사면역측정법과 면역방사계수법이 가장 많이 사용되고 있다. 갑상샘 관련 혈청내 미량물질 중 방사면역측정을 이용하여 정량화가 가능한 물질로는 갑상샘호르몬, 갑상샘자극호르몬, 갑상샘자가항체, 갑생샘글로불린, 항갑상샘글로불린항체, 갑상샘자극호르몬수용체항체 등이 있다.

4.1. 측정 원리

4.1.1. 경합방사면역측정 원리

경합방사면역측정은 측정하고자 하는 물질과 특이적 결합력이 있는 물질을 찾아내거나 만든후, 측정하고자 하는 물질에 방사성동위원소를 표지하여, 측정하고자 하는 시료와 특이적 결합물질을 반응시켜 표지물질의 특이결합물질과의 결합 정도를 측정함으로써, 시료내의 측정하고자 하는 물질의 농도를 알아내는 검사법이다. 이 측정 방법은 시료속에 측정하고자 하는 물질의 양이 많을수록 표지물질의 결합이 적어지고, 반대로 시료속에 측정하고자 하는 물질의 양이 적을수록 표지물질의 결합이 늘어나게 된다.

정량화를 위해서는 먼저 측정하고 하는 물질을 다양한 농도로 만든 표준물질(standard substance)과 방사성동위원소표지물질 및 특이결합물질과 함께 반응시켜, 표준물질의 농도에 따른 방사능량을 측정하여 표준곡선(standard curve)을 그린다. 표준물질 대신에 시

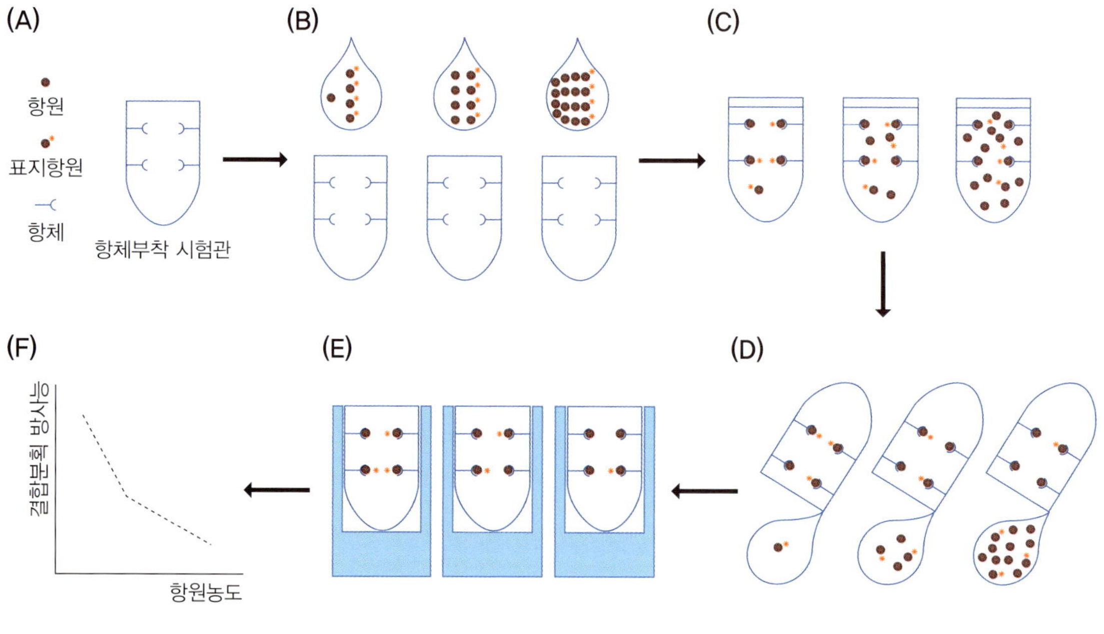

그림 4-1. 경합방사면역측정법의 원리.
(A) 구하고자 하는 항원에 방사능동위원소를 표지하여 표지항원을 만들고, 이 항원에 대한 항체를 시험관에 부착한 항체부착시험관을 준비한다. (B) 시험관에 동일한 양의 표지항체와 농도를 알고 있는 표준물질을 혼합하여 넣는다. (C) 항원-항체 반응이 충분이 일어날 수 있도록 한 다음 (D) 항원-항체 반응이 일어나지 않은 항원을 제거한다. (E) 각 시험관의 방사능량을 계측하여 (F) 표준곡선을 그린다. 미지의 시료를 위와 동일한 방법으로 실험하여 방사능량을 측정하여 표준곡선에 대입하면, 시료 중 측정하고자 하는 물질의 양을 구할 수 있다.

료를 넣어 위와 동일한 방법으로 실험하여 방사능량을 측정한다. 시료를 이용한 실험에서 구해진 방사능량을 표준곡선에 대입하여 시료 중 측정하고자 하는 물질의 양을 구한다.

이 검사법은 특이결합물질를 분리해 낼 수 있는 방법이 확립되어 있어야 시행이 가능하며, 측정하고자 하는 물질과 특이적 결합물질 상호간의 특이결합능이 높을수록 더 정확한 결과를 얻을 수 있다.

4.1.2. 비경합방사면역측정 원리

면역방사계수법은 비경합방사면역측정에 속하며, 방사면역측정과 달리 측정하고자 하는 물질에 결합이 가능한 항체에 방사성동위원소를 표지하여 검사를 시행한다. 이는 측정하고자 하는 물질을 제1 항체에 모두 결합하게 한 다음, 방사성동위원소가 표지된 제2 항

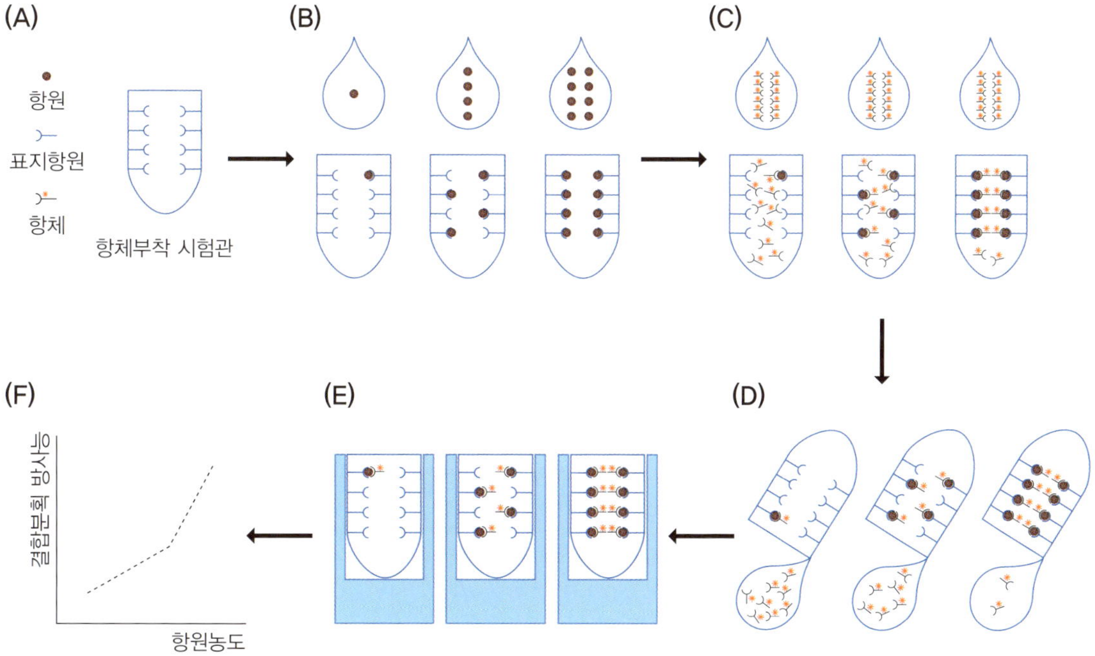

그림 4-2. 비경합방사면역측정법의 원리.
(A) 측정하고자 하는 항원에 결합이 가능한 항체에 방사성동위원소를 표지하고, 이 항원에 대한 항체를 시험관에 부착한 항체부착시험관을 준비한다. (B) 시험관에 농도를 알고 있는 표준물질을 혼합하여 넣는다. (C) 항원-항체 반응이 충분이 일어날 수 있도록 한 다음 방사성동위원소 표지항체를 시험관에 2차로 넣고 (D) 항원-항체 반응이 일어나지 않은 방사성동위원소 표지항체를 제거한다. (E) 각 시험관의 방사능량을 계측하여 (F) 표준곡선을 그린다. 미지의 시료를 위와 동일한 방법으로 실험하여 방사능량을 측정하여 표준곡선에 대입하면, 시료 중 측정하고자 하는 물질의 양을 구할 수 있다.

체를 측정하고자 하는 물질에 결합하게 하여, 제2항체가 측정하고자 하는 물질에 결합된 양을 구하게 된다. 경합방사면역측정과 달리, 시료속에 측정하고자 하는 물질의 양이 많을수록 표지항체의 결합이 많아지고, 반대로 시료속에 측정하고자 하는 물질의 양이 적을수록 표지항체의 결합이 감소하게 된다.

먼저 측정하고 하는 물질을 다양한 농도로 만든 표준물질과 제1항체를 반응시켜 표준물질이 모두 제1항체에 결합하게 한다. 제1항체에 의해 모인 표준물질을 방사성동위원소표지 제2항체를 이용하여 결합시키고, 결합하지 않은 제2항체를 제거한다. 표준물질의 농도에 따른 방사능량을 측정하여 표준곡선(standard curve)을 그린다. 표준물질 대신에 시료를 넣어 위와 동일한 방법으로 실험하여 방사능량을 측정한다. 시료를 이용한 실험에서 구해진 방사능량을 표준곡선에 대입하여 시료 중 측정하고자 하는 물질의 양을 구한다.

면역방사계수법은 방사면역측정법보다 정밀하고 예민도가 높으며 측정범위도 넓다는 장점이 있으며, 방사성동위원소를 항체에 표지함으로 측정하고자 하는 물질에 방사능표지가 어려운 경우에도 시행이 가능하다.

4.2. 방사성동위원소 표지

항원 혹은 항체에 방사성동위원소를 표지하는 방법은 내부표지법과 외부표지법으로 대별할 수 있다. 내부표지법은 표지하고자 하는 물질의 내부원소가운데 하나를 방사성동위원소로 치환하는 방법이며, 표지후에도 원래 물질과 화학적으로 동일하다. 표지하고자 하는 물질에 수소(H), 탄소(C) 혹은 요오드(I)가 존재하면, 안정동위원소인 ^{1}H, ^{12}C 혹은 ^{127}I 대신에 베타선은 방출하는 ^{14}C, ^{3}H 혹은 감마선을 방출하는 ^{125}I로 치환하면 된다. 그 예로 갑상샘호르몬은 구성원소 가운데 요오드(I)가 있으므로, 안정동위원소인 ^{127}I 대신에 감마선을 방출하는 ^{125}I를 치환하면 갑상샘호르몬이 방사성동위원소로 표지된다. (그림 4-3)

표지하고자 하는 물질에 방사성동위원소로 치환할 수 있는 적당한 원소가 없거나, 있더라도 방사성동위원소 치환이 불가능하거나 매우 어려운 물질은 방사성동위원소를 공유결합시키는 외부표지를 이용할 수 있다. 외부표지를 시행한 경우 표지물질은 표지하지 않은 물질과 화학적으로 상이한 물질이 되므로, 외부표지물질을 방사면역측정에 사용하기 위해서는 항원 혹은 항체가 외부표지가 된 후에도 표지전과 동일한 특이적인 항원-항체 반응이 유지되어야 한다.

베타선방출방사성동위원소에 비해 감마선방출방사성동위원소가 취급이 쉽고 측정도 용이하여 표지용으로 선호된다. 감마선방출방사성동위원소 가운데 ^{125}I는 반감기가 60일

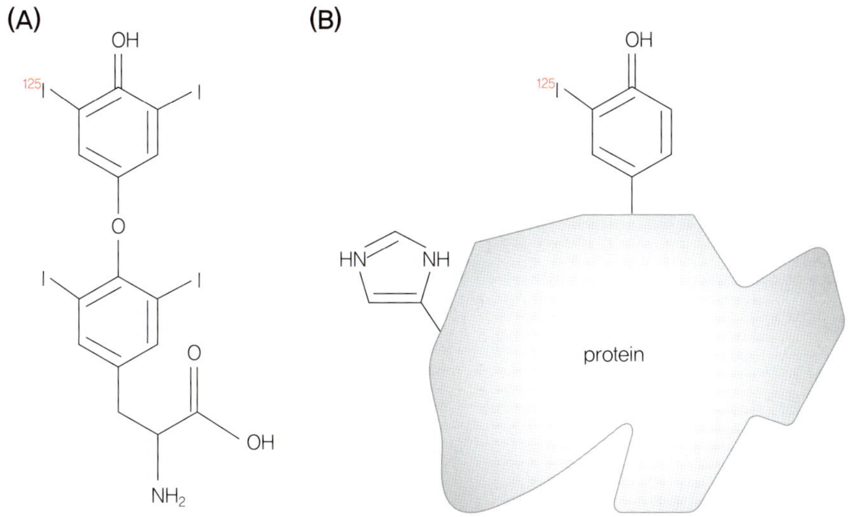

그림 4-3. (A) 내부표지법으로 갑상샘호르몬을 구성하는 요오드가운데 하나를 방사성요오드로 치환하여 표지하였다. 표지후에도 원래 물질과 화학적으로 동일하다. (B) 외부표지법으로 단백질에 원래 존재하지 않는 방사성요오드를 클로라민 T 방법(chloramine T method)으로 도입하였다. 표지후 화학적으로 다른물질 변화되므로, 표지 전과 동일한 특이 항원-항체 반응의 유지여부를 확인하여야 한다.

정도로 길어 보관이 용이하며, 감마선에너지가 35keV로 낮아 안전성이 높아 가장 각광받는 표지용 방사성동위원소이다.

4.3. 결합유리분획 분리법

방사면역측정은 특이결합물질에 결합한 방사성동위원소표지 물질의 양을 측정하여, 시료 내에 존재하는 측정하고자 하는 물질의 양을 계산하는 방식이므로, 결합된 방사능동위원소표지물질을 결합되지 않은 유리 방사성동위원소표지물질로부터 분리할 수 있어야 한다.

결합 및 유리분획 분리에 사용되는 방법으로는 전기영동법(electrophoresis), 흡착법(adsorption method), 분획침전법(fractional precipitation method), 이중항체법(double antibody method), 고상법(solid phase method) 등이 있으며, 이 가운데 이중항체법과 고상법이 가장 많이 이용되고 있다.

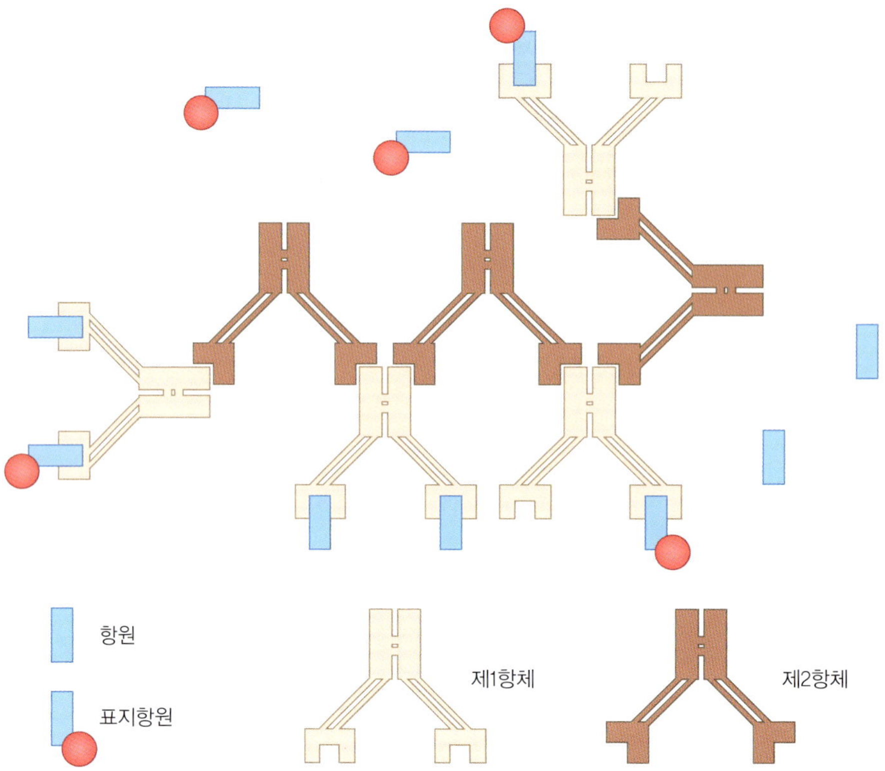

그림 4-4. 이중항체법으로 결합분획을 유리분획으로부터 분리하는 방법.
이차항체가 일차항원과 결합하여 침전이 발생한다.

4.3.1. 이중항체법

이중항체법는 항원-항체 반응을 시킨 후 제2항체를 첨가하여 항원－제1항체－제2항체의 복합체를 만들고 결합분획을 유리분획으로부터 분리해 낸다. 제2항체는 제1항체를 생성한 동물의 항체를 다른 동물에 투여하여 생산하므로 제1항체와 특이적으로 결합하는 특성을 가진다. 이 방법은 정확성 및 특이성이 높으나, 검체내에 항체의 농도가 높으면 제2항체와의 교차반응 가능성이 있으며, 반응시간이 오래 걸린다는 단점이 있다.

4.3.2. 고상법

제2항체를 각종 고형상(불용성 폴리머, 플라스틱구슬, 시험관벽 등) 표면에 부착시켜 항원－항체 반응을 시킨후, 고형상에 결합하지 않은 유리분획을 제거하는 방식이 고상법인데, 결합분획을 쉽게 분리할 수 있다. 고형상에 일정하게 항체를 부착하여야 하는 어려움은 있으나, 손쉽게 결합분획을 구분할 수 있다는 장점이 있어 널리 이용된다.

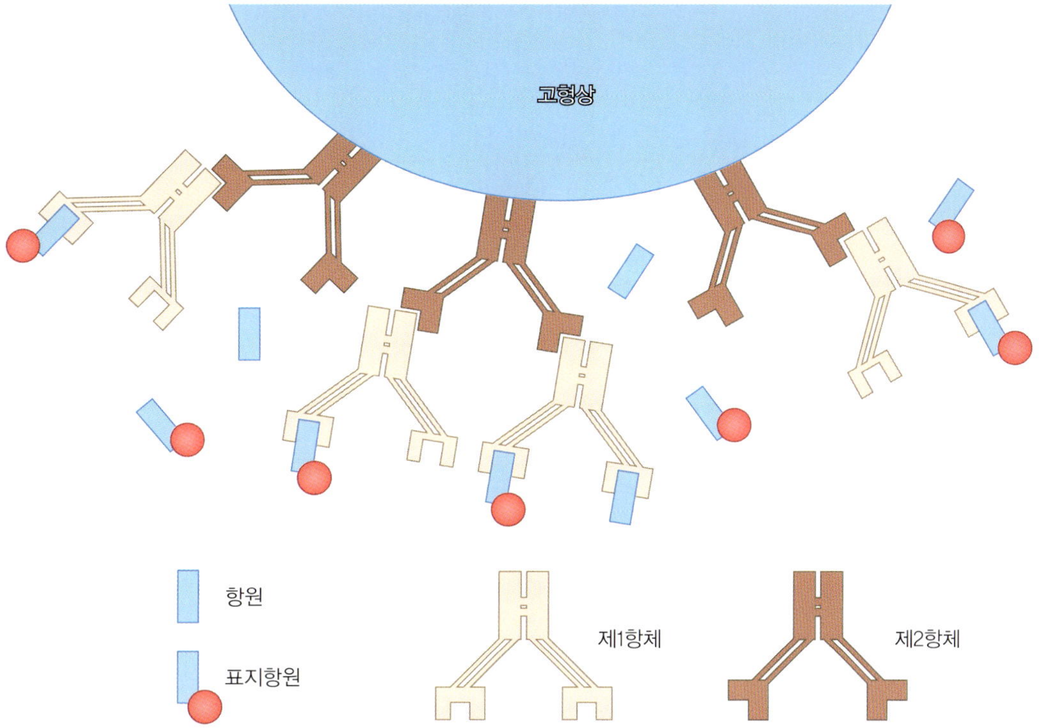

그림 4-5. 고상법으로 결합분획을 유리분획으로부터 분리하는 방법.
고형상에 부착된 이차항체로 결합분획을 분리해 낸다.

4.4. 방사면역측정을 이용한 갑상샘기능검사의 예

방사면역측정법을 이용한 갑상샘기능검사는 검사실에 따라 검사방법에 차이가 있을 수 있으며, 사용하는 검사키트에 따라 정상치 범위도 다를 수 있으므로 한 검사시설에서 시행한 검사결과를 다른 검사시설에서 시행된 검사결과와 직접적으로 비교하는 데 제한점이 있다. 방사면역측정의 정확도를 유지하기 위해서는 검사실의 지속적인 정도관리가 필요하며, 모든 검사실은 검사실 자체에서 시행하는 내부정도관리와 검사실간 정도관리인 외부정도관리를 동시에 수행하여야 한다. 국내에서는 대한핵의학회에서 외부정도관리를 매년 시행하고 있으며, 또한 검사실을 인증하고 있다. 한국교정시험기관인정기구(Korea Laboratory Accreditation Scheme; KOLAS)에서는 ISO 15189에 규정된 방법과 절차에 따라 국제공인검사실로 인증하고 있다.

아래에 저자가 소속된 검사실(KOLAS인증기관)에서 시행되고 있는 방사면역측정을 이용한 갑상샘기능검사법을 기술하였다.

4.4.1. T4 측정

경합방사면역측정법을 이용하여 혈액 혹은 혈청내의 T4 양을 측정한다. 먼저 검체와 알려진 농도의 T4 표준물질 및 정도관리 혈청을 T4 항체가 부착된 시험관에 20uL씩 분주한다. 각시험관에 I-125 표지 T4를 1mL씩 분주하여 더한다. 잘 혼합하여 18~25°C에서 300rpm으로 1시간 반응을 시킨후 세척을 시행하여 유리분획을 모두 제거한후 시험관 벽에 결합된 결합분획의 방사능을 감마선계측기로 1분 동안 계수한다.

농도가 알려진 T4 표준물질에서 측정된 계수를 이용하여 표준곡선을 그래프로 그린후 검체가 투여된 시험관계수를 대입하여 검체내의 T4 농도를 산출한다. 검사를 시행한 검사키트의 측정상한치를 초과하는 결과가 나온 경우, 검체를 희석하여 재검사를 시행한다. 정도관리 혈청을 투여한 시험관 계수를 대입하여 구한 값을 정도 관리도에 기록하고 시행한 검사의 신뢰도를 확인한다.

4.4.2. T3 측정

경합방사면역측정법을 이용하여 혈액 혹은 혈청내의 T3 양을 측정한다. 먼저 검체와 알려진 농도의 T3 표준물질 및 정도관리 혈청을 T3 항체가 부착된 시험관에 50uL씩 분주한다. 각 시험관에 I-125 표지 T3를 1mL씩 분주하여 더한다. 잘 혼합하여 18~25°C에서 300rpm으로 1시간 반응을 시킨후 세척을 시행하여 유리분획을 모두 제거 한후 시험관 벽에 결합된결합분획의 방사능을 감마선계측기로 1분 동안 계수한다.

농도가 알려진 T3 표준물질에서 측정된 계수를 이용하여 표준곡선을 그래프로 그린후 검체가 투여된 시험관 계수를 대입하여 검체 내의 T3 농도를 산출한다. 검사를 시행한 검사키트의 측정상한치를 초과하는 결과가 나온 경우, 검체를 희석하여 재검사를 시행한다. 정도관리 혈청을 투여한 시험관 계수를 대입하여 구한 값을 정도 관리도에 기록하고 시행한 검사의 신뢰도를 확인한다.

4.4.3. 유리 T4 측정

경합방사면역측정법을 이용하여 혈액 혹은 혈청내의 유리 T4(free T4; FT4) 양을 측정한다. 검체와 알려진 농도의 FT4 표준물질 및 정도관리 혈청을 FT4 항체가 피복된 시험관에 25uL씩 분주한다. 각 시험관에 Buffer 100uL 와 I-125 표지 FT4를 400uL씩 분주하여 더한다. 잘 혼합하여 18~25°C 에서 300rpm으로 1시간 반응시킨후 2회 세척을 시행하여 유리분획을 모두 제거후 시험관 벽에 결합된 결합분획의 방사능을 감마선계측기로 1분 동안 계수한다.

농도가 알려진 FT4 표준물질에서 측정된 계수를 이용하여 표준곡선을 그래프로 그린 후 검체가 투여된 시험관 계수를 대입하여 검체 내의 FT4 농도를 산출한다. 검사를 시행한 검사키트의 측정상한치를 초과하는 결과가 나온 경우, 검체를 희석하여 재검사를 시행한다. 정도관리 혈청을 투여한 시험관 계수를 대입하여 구한 값을 정도 관리도에 기록하고 시행한 검사의 신뢰도를 확인한다.

4.4.4. TSH 측정

비경합방사면역측정법을 이용하여 혈액 혹은 혈청내의 갑상샘자극호르몬(thyroid stimulating hormone; TSH) 양을 측정한다. 먼저 검체와 알려진 농도의 TSH 표준물질 및 정도관리 혈청을 TSH 항체가 피복된 시험관에 100uL씩 분주한다. 각 시험관에 I-125 표지 TSH를 200uL씩 분주하여 더한다. 잘 혼합하여 17~27°C에서 1시간 반응시킨후 2회 세척을 시행하여 유리분획을 모두 제거후 시험관 벽에 결합된 결합분획의 방사능을 감마선계측기로 1분 동안 계수한다.

농도가 알려진 TSH 표준물질에서 측정된 계수를 이용하여 표준곡선을 그래프로 그린후 검체가 투여된 시험관의 계수를 대입하여 검체 내의 TSH 농도를 산출한다. 검사를 시행한 검사키트의 측정상한치를 초과하는 결과가 나온 경우, 검체를 희석하여 재검사를 시행한다. 정도관리 혈청을 투여한 시험관 계수를 대입하여 구한 값을 정도 관리도에 기록하고 시행한 검사의 신뢰도를 확인한다.

4.4.5. 갑상샘과산화효소항체 측정

경합방사면역측정법을 이용하여 혈액 혹은 혈청내의 갑상샘과산화효소항체 (thyroid peroxidase antibody; TPOAb)양을 측정한다. 먼저 검체와 알려진 농도의 TPOAb 표준물질 및 정도관리 혈청을 TPOAb가 특이적으로 결합하는 항체가 피복된 시험관에 25uL씩 분주한다. 각 시험관에 I-125 표지 TPOAb 를 200uL씩 분주하여 더한다. 잘 혼합하여 17~27°C에서 300rpm으로 2시간 반응 시킨후 2회 세척을 시행하여 유리분획을 모두 제거후 시험관 벽에 결합된 결합분획의 방사능을 감마선계측기로 1분 동안 계수한다.

농도가 알려진 TPOAb 표준물질에서 측정된 계수를 이용하여 표준곡선을 그래프로 그린후 검체가 투여된 시험관의 계수를 대입하여 검체 내의 TPOAb 농도를 산출한다. 검사를 시행한 검사키트의 측정상한치를 초과하는 결과가 나온 경우, 검체를 희석하여 재검사를 시행한다. 정도관리 혈청을 투여한 시험관 계수를 대입하여 구한 값을 정도 관리도에 기록하고 시행한 검사의 신뢰도를 확인한다.

4.4.6. 갑상샘글로불린 측정

비경합방사면역측정법을 이용하여 혈액 혹은 혈청내의 갑상샘글로불린(thyroglobulin; Tg) 양을 측정한다. 먼저 검체와 알려진 농도의 Tg 표준물질 및 정도관리 혈청을 Tg 항체가 피복된 시험관에 100uL씩 분주한다. 각 시험관에 Buffer 300 uL를 분주하여 더한다. 잘 혼합하여17~27°C 에서300rpm으로 3시간 동안 반응시킨후 3회 세척을 시행하여 유리분획을 모두 제거한다. 각 시험관에 I-125 표지 Tg를 400 uL씩 분주하여 더한다. 잘 혼합하여 17~27°C에서 18시간(±2시간) 반응을 시킨후 3회 세척을 시행하여 유리분획을 모두 제거후 시험관 벽에 결합된 결합분획의 방사능을 감마선계측기로 1분 동안 계수한다.

농도가 알려진 Tg 표준물질에서 측정된 계수를 이용하여 표준곡선을 그래프로 그린후 검체가 투여된 시험관의 계수를 대입하여 검체내의 Tg 농도를 산출한다. 검사를 시행한 검사키트의 측정상한치를 초과하는 결과가 나온 경우, 검체를 희석하여 재검사를 시행한다. 정도관리 혈청을 투여한 시험관 계수를 대입하여 구한 값을 정도 관리도에 기록하고 시행한 검사의 신뢰도를 확인한다.

4.4.7. 갑상샘글로불린항체 측정

경합방사면역측정법을 이용하여 혈액 혹은 혈청내의 항갑상샘글로불린항체(thyroglobulin antibody; TgAb)양을 측정한다. 먼저 검체와 알려진 농도의 TgAb 표준물질 및 정도관리 혈청을 TgAb가 특이적으로 결합하는 항체가 피복된 시험관에 25uL씩 분주한다. 각 시험관에 I-125 표지 TgAb 를 200uL씩 분주하여 더한다. 잘 혼합하여 17~27°C에서 300rpm으로 2시간 반응 시킨후 3회 세척을 시행하여 유리분획을 모두 제거후 시험관 벽에 결합된 결합분획의 방사능을 감마선계측기로 1분 동안 계수한다.

농도가 알려진 TgAb 표준물질에서 측정된 계수를 이용하여 표준곡선을 그래프로 그린 후 검체가 투여된 시험관의 계수를 대입하여 검체 내의 TgAb 농도를 산출한다. 검사를 시행한 검사키트의 측정상한치를 초과하는 결과가 나온 경우, 검체를 희석하여 재검사를 시행한다. 정도관리 혈청을 투여한 시험관 계수를 대입하여 구한 값을 정도 관리도에 기록하고 시행한 검사의 신뢰도를 확인한다.

4.4.8. 갑상샘자극호르몬수용체항체 측정

방사수용체측정법을 이용하여 혈액 혹은 혈청내의 갑상샘자극호르몬수용체항체(TSH receptor antibody : TSH-R-Ab) 양을 측정한다. 먼저 검체와 알려진 농도의 TSH-R-Ab 표준물질 및 정도관리 혈청을 TSH 수용체가 피복된 시험관에 100uL씩 분주한다. 각 시험관에 Buffer 200 uL를 분주하여 더한다. 잘 혼합하여 17~27°C 에서 300rpm으로 2시간 반응시킨후 3회 세척을 시행하여 유리분획을 모두 제거한다. 각 시험관에 I-125표지 TSH를 200 uL씩 분주하여 더한다. 잘 혼합하여 17~27°C 에서 300rpm으로 1시간 반응시킨후 3회 세척을 시행하여 유리분획을 모두 제거후 시험관 벽에 결합된 결합분획의 방사능을 감마선계측기로 1분 동안 계수한다.

농도가 알려진 TSH-R-Ab 표준물질에서 측정된 계수를 이용하여 표준곡선을 그래프로 그린후 검체가 투여된 시험관의 계수를 대입하여 검체 내의 TSH-R-Ab 농도를 산출한다. 검사를 시행한 검사키트의 측정상한치를 초과하는 결과가 나온 경우, 검체를 희석하여 재검사를 시행한다. 정도관리 혈청을 투여한 시험관 계수를 대입하여 구한 값을 정도 관리도에 기록하고 시행한 검사의 신뢰도를 확인한다.

참고문헌

1) Rosalyn Yalow—Nobel Lecture. http://nobelprize.org/nobel_prizes/medicine/laureates/1977/yalow-lecture.pdf.

2) Goldsmith SJ. Radioimmunoassay: review of basic principles. Semin Nucl Med. 1975;5:125-52.

3) Yalow RS. Radioimmunoassay. Annu Rev Biophys Bioeng. 1980;9:327-45.

4) 핵의학 분자영상, 고문사, 2003.

5) 핵의학, 고려의학, 2008.

chapter 05

갑상샘요오드 체내동태 핵의학적검사

요오드는 갑상샘호르몬의 합성에 필수요소이며, 정상적인 갑상샘기능을 발휘하기 위해서, 갑상샘은 인체 장기 가운데 가장 많이 요오드를 필요로 한다. 따라서 체내로 흡수된 요오드는 시간이 지나면서 갑상샘에 모이게 되는데, 요오드가 갑상샘에 섭취되는 정도를 파악하면 갑상샘의 요오드 포획, 갑상샘호르몬 합성 및 분비 등을 포함하는 갑상샘의 전반적인 요오드대사상태를 알 수 있게 된다. 방사성요오드를 경구 투여후 갑상샘부위에 투여된 방사성요오드의 섭취정도를 감마프로우브로 정량화하면, 갑상샘의 전반적인 요오드 대사 상황을 쉽게 알아 볼 수 있다. 몇가지 약물처치법(pharmacologic intervention)을 이용하면 갑상샘의 생리 및 병리적인 상태를 더 정확하게 평가할 수 있다.

5.1. 방사성요오드섭취율

방사성요오드섭취율검사(Radioactive iodine uptake: RAIU)는 갑상샘의 전반적인 대사상태를 파악하기에 유용한 핵의학검사법으로, 방사성요오드를 경구로 투여한 후 갑상샘의 방사성요오드섭취정도를 시간경과에 따라 정량적으로 평가하는 검사법이다.

갑상샘호르몬의 합성이 증가되는 갑상샘기능항진증에서는 방사성요오드섭취율이 증가하고, 갑상샘호르몬의 합성이 감소하는 갑상샘기능저하에서는 방사성요오드섭취율이 일반적으로 감소한다. 특히 갑상샘중독증을 일으키는 아급성 혹은 무통성갑상샘염을 갑상샘기능항진증과 감별하는데 매우 유용한 검사이다. 또한 갑상샘기능항진증의 I-131치료시 치료용량결정에 중요한 정보를 제공하는 검사법이기도 하다.

5.1.1. 전처치

I-131 혹은 I-123을 검사에 이용하는데, 환자에게 투여하기 전 방사성요오드가 갑상샘에 섭취되는데 영향을 줄 수 있는 인자를 피하여야 한다. 항갑상샘제, 갑상샘호르몬, 요오드 함량이 높은 음식물 및 약제 등을 피하여야 하며, 영향인자들에 미리 노출된 환자는 영향 인자들이 검사결과 판독에 지장을 주지 않을 만큼 충분한 시간이 경과한 후에 검사를 시행하여야 한다.

일반적으로 항갑상샘제는 1주간 중지하고, 갑상샘호르몬은 사용 호르몬제의 반감기에 따라 2~4주간의 중지가 필요하다. 부정맥에 사용되는 아미오다론(amiodarone) 같은 약제는 6개월 이상 방사성요오드섭취율에 영향을 미칠 수 있다. 방사성요오드섭취율에 영향을 줄이기 위해 약제투여를 중지하는 경우, 이로 인한 부작용 또는 위험성을 주의하여야 한다. 갑상샘기능항진증의 I-131치료용량 결정을 위해 갑상샘방사성요오드섭취율검사를 시행하는 경우, 더욱 정확한 평가가 필요하다.

음식섭취가 요오드의 흡수를 방해할 수 있으므로 방사성요오드 투여 전후 2시간 정도는 음식 섭취를 피하여야 한다. 특히 음식섭취제한을 하지 않으며, 초기 갑상샘방사성요오드 섭취율에 영향이 크게 나타날 수 있다.

표 5-1. 저요오드식이시 주의식품

종류	음식종류 및 재료
소금	무요오드 소금을 제외한 일반소금
해산물	다시마, 미역, 김, 생선, 조개 등 모든 해산물
유제품	우유, 치즈, 요구르트, 버터, 초콜릿
달걀	노른자
음료	우유포함 제품, 식용색소포함(red dye#3)
고기류	통조림 혹은 조리된 고기류
채소류	통조림 혹은 조리된 채소류

표 5-2. 갑상샘 방사성요오드섭취율에 영향을 미치는 약제 및 권장 중지기간.

약제종류	중지기간
Steroid	1주
Bromides	1주
Butazoldine	1주
Mercurials	1주
Antithyroid drugs eg, methimazole, propylthiouracil.	1주
Nitrates	1주
Perchlorates	1주
Salicylates	1주
Sulfonamides	1주
Thiocyanate	1주
Triiodothyronine	2~3주
Thyroxine	4주
Iodine solutions(lugol's or SSKI)	수주간 (섭취량에 따라)
Iodine containing antiseptics	수주간 (섭취량에 따라)
Kelp	수주간 (섭취량에 따라)
Cough remedies	4주
Vitamin preparation	4주
Contrast agent	6개월
Amiodarone	6개월

5.1.2. 검사시행전 필수 파악사항

최적의 갑상샘방사성요오드섭취율검사를 실시하고 피검자의 안전성을 확보하기 위해서 검사 시행전 아래의 사항을 미리 파악하여야 한다.

· 임신 혹은 수유 여부
· 방사성요오드섭취율에 영향 주는 의약품 섭취여부
· 요오드포함 조영증가제 사용여부
· 최근의 다른 방사성의약품의 투여 여부
· 갑상샘기능검사 결과
· 이전 갑상샘영상검사 결과
· 이전 갑상샘방사성요오드섭취율 결과

임신과 수유는 방사성요오드섭취율검사의 금기이다. 수유를 중지하고 6주 이상 경과한 후 I-131를 투여하는 것이 유방의 방사선피폭량을 줄이는 데 도움이 되며, I-131 투여 후에는 불필요한 피폭을 피하기 위해 수유를 다시 시행하지 않아야 한다.

5.1.3. 검사법

I-131 4uCi~10uCi, 혹은 I-123 100~300uCi를 이용한다. 먼저 피검자에게 경구로 방사성요오드를 투여하기전에 감마선계수기(gamma counter)를 사용하여 투여될 방사성요오드에서 발생되는 방사능을 계수를 시행한다. 검사실마다 일부 차이는 있으나, 대체로 25~30cm 거리에서 계수를 시행한다.

이후 피검자가 방사성요오드를 경구로 섭취하게 되며, 대체로 두 번의 방사성요오드 섭취율을 측정하게 된다. 2~6시간 사이와 18~24시간 사이에 섭취율 측정이 주로 시행되며, 경구투여전 방사성요오드를 계측한 것과 동일한 거리에 계수기와 피검자의 전경부(anterior neck)을 위치시킨다. 검사실의 배후 방사능을 계수하여야 하고, 몸의 배후방사능도 계수하여야 하는데, 주로 대퇴부를 이용한다. 측정된 계수는 반드시 사용한 방사성요오드의 반감기를 이용하여 보정하여야 한다.

5.1.4. 계산식

$$\text{RAIU}(\%) = \frac{\text{neck counts} - \text{thigh counts}}{\text{administered counts} - \text{background counts}} \times 100(\%)$$

투여계수(administered counts) : 투여된 방사성요오드 계수

배경계수(background counts) : 검사실의 배후방사능 계수

경부계수(neck counts) : 갑상샘 계수

대퇴부계수(thigh counts) : 몸의 배후방사능 계수

5.1.5. 평가기준 및 결과해석

갑상샘방사성요오드섭취율검사를 시행하는 기관은 해당기관의 정상치를 가지고 있어야 한다. 검사에 사용되는 장비, 검사방법 (protocol)은 물론, 피검자가 거주하는 지역의

식이를 통한 요오드섭취정도에 따라서도 정상범위가 변화되기 때문이다. 일반적으로 4시간의 방사성요오드섭취율은 5~20%, 24시간의 방사성요오드섭취율은 10~40% 정도로 생각하나, 이를 엄격하게 적용하여 판정하기는 어렵다.

갑상샘방사성요오드섭취율은 갑상샘의 요오드대사 상태 외에도 다양한 외부인자에 의해서도 영향을 받는다. 예를 들어, 다시마나 미역 같은 고농도의 요오드가 포함된 음식을 섭취한 환자, 정맥용 방사선영상조영제를 투여 받은 환자, 혹은 요오드가 다량 포함된 약제를 장기간 복용한 환자 등에서는 체내 요오드풀이 증가되어, 투여된 방사성요오드가 갑상샘에 섭취되는 정도가 감소하게 된다. 항갑상샘제나 갑상샘호르몬도 갑상샘방사성요오드섭취율에 영향을 미치게 된다. 따라서 갑상샘방사성요오드섭취율이 감소된 경우 해석에 주의를 요한다.

대부분의 영향인자들이 갑상샘방사성요오드섭취율을 감소시키는 방향으로 영향을 미치므로 방사성요오드섭취율이 의미 있게 증가된 경우 대부분 임상적인 의의를 가진다고 볼 수 있다.

주된 검사 적응증인 갑상샘중독증의 원인 감별 때, 그레이브스병에서는 갑상샘방사성요오드섭취율이 증가하나, 아급성 혹은 무통성갑상샘염에서는 갑상샘방사성요오드섭취율이 감소하게 되어 쉽게 구별이 가능하다.

식이와 약제 외에도 방사성요오드섭취율에 오차를 일으킬 수 있는 인자로는 아래 경우 등이 있다.

- 피검자의 부정확한 방사성요오드섭취
- 검출기와 목 사이의 부정확한 거리
- 높은 주위 배경방사능
- 목 주위의 방사능오염
- 핵의학 영상검사를 위한 다른 방사성동위원소의 중복투여
- 계산 실수

5.2. 과염소산 방출시험

과염소산($KClO_4^-$)은 유기화되지 않은 요오드를 갑상샘에서 유리시키는 작용을 한다. 과염소산 방출시험은 요오드의 유기화에 결함이 있는 질환의 진단에 이용된다. 갑상샘이 요오드를 포획할 수 있으나 유기화를 일으키지 못하는 질환 혹은 상태에서, 과염소산을 투여하여 갑상샘에서 유기화되지 않은 요오드의 방출정도를 알아내는 검사법이다. 방사성

요오드섭취율검사와 동일한 방식으로 전처치 및 방사성요오드를 투여한 후 2시간 째에 갑상샘방사성요오드섭취율을 측정하고, 200~1000mg의 $KClO_4^-$ 을 경구 투여후 30분 간격으로 2시간 동안 갑상샘방사성요오드섭취율검사를 다시 시행한다. $KClO_4^-$ 투여전의 섭취율에 비하여 $KClO_4^-$ 투여후 갑상샘방사성요오드섭취율이 15~30%이상 감소 되면 양성으로 판독하나, 검사실마다 검사 프로토콜에 차이가 있어, 양성으로 판독하는 갑상샘방사성요오드섭취율 감소정도에 차이가 있을 수 있다. 더 예민하게 유기화 장애를 판단하기 위해 방사성요오드 투여시에 500mg의 안정 요오드를 함께 투여하는 방법도 시도된다.

하시모토 갑상샘염(Hashimoto's thyroiditis), 갑상샘과산화효소(thyroid peroxidase) 결핍에 의한 선천성갑상샘종, 항갑상샘제 투여중인 경우 등에서 과염소산방출시험이 양성으로 나타난다. 요오드 유기화에 결손을 일으키는 Pendred 증후군에서도 양성 소견이 나타난다.

5.3. T3 억제시험

T3 억제시험은 기저 갑상샘방사성요오드섭취율을 측정하고 갑상샘호르몬을 투여하여 시상하부–뇌하수체–갑상샘 축을 억제한 후 갑상샘방사성요오드섭취율을 다시 측정하여, 시상하부–뇌하수체–갑상샘 축의 되먹임기전(feedback mechanism)의 유지 여부를

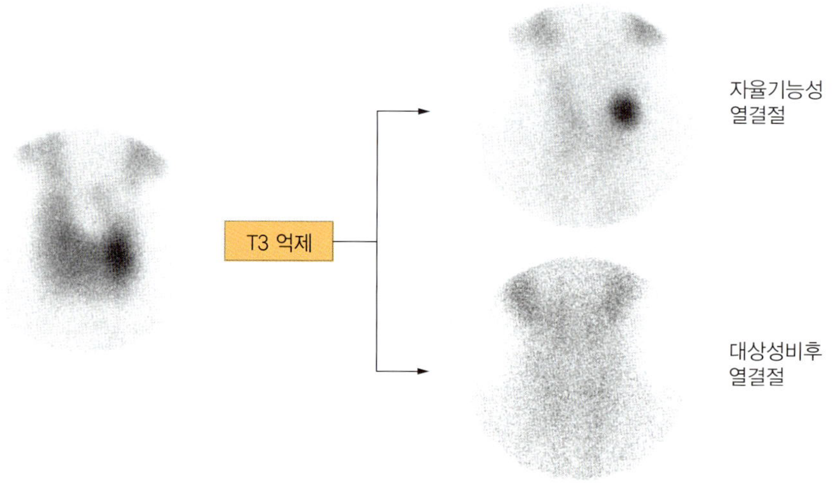

그림 5-1. T3억제검사.
자율기능성열결절은 T3 투여에 의해 방사성핵종 섭취가 감소되지 않지만, 대상성비후열결절은 T3투여에 의해 방사성핵종 섭취가 감소된다.

확인하는 검사법이다. 생리적 요구량 혹은 그보다 조금 많은 T3를 일주일간 투여한후 갑상샘방사성요오드섭취율을 측정하면 기저검사의 측정치의 50% 이하로 억제되는 소견을 보이며, 갑상샘스캔에서도 갑상샘에 방사성핵종의 섭취가 감소된다. 그레이브스병과 같이 갑상샘자극호르몬 자극에 관계없이 갑상샘에서 갑상샘호르몬합성이 항진되어있는 경우 갑상샘방사성요오드섭취율이 억제되지 않게 된다. 이 검사는 불현성 갑상샘기능항진증의 진단에 도움이 된다. 하지만 현재는 민감도가 높은 갑상샘자극호르몬 측정으로 불현성 갑상샘기능항진을 진단하고 있어, 검사방법이 번거로운 T3 억제검사는 임상에서 거의 시행되지 않는다.

자율기능성 갑상샘열결절(autonomous hot nodule)과 대상성비후열결절(compensatory hypertrophic hot nodule)을 구별하기 위해서도 T3 억제검사를 시행할 수 있는데, 자율기능성갑상샘결절은 T3 투여에 의해 억제되지 않지만, 대상성비후열결절의 방사능축적은 억제된다.

5.4. 갑상샘자극호르몬 자극시험

갑상샘자극호르몬 자극시험은 시상하부—뇌하수체—갑상샘 축의 생리적 기능 유지여부를 확인하는 검사법이다. 갑상샘기능저하의 원인 중에는 갑상샘 스스로 갑상샘호르몬 생성장애가 있는 일차성 갑상샘기능저하와, 뇌하수체의 이상에 의한 이차적인 갑상샘기능저하가 있다. 정상적으로 갑상샘자극호르몬(thyroid stimulating hormone; TSH)를 투여하면 갑상샘방사성요오드섭취율이 기저 측정치에 비하여 2배 이상 증가되나, 일차성

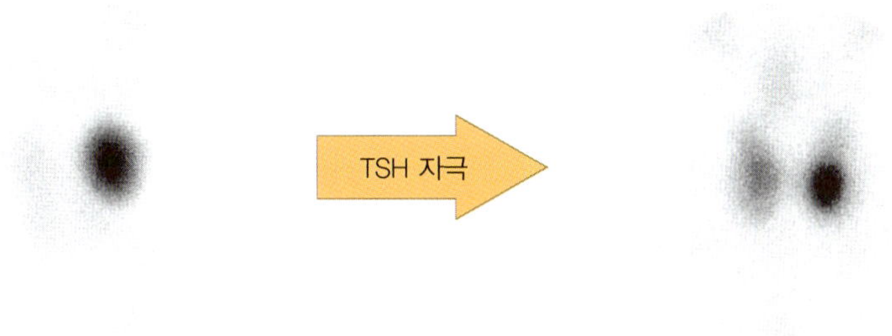

그림 5-2. 갑상샘자극호르몬 자극시험.
좌엽의 자율기능성열결절에 의해 과도하게 생산된 갑상샘호르몬의 영향으로 정상갑상샘조직의 방사성핵종 섭취가 감소되어있으나, 갑상샘자극호르몬 자극에 의해 정상갑상샘조직의 방사성핵종의 섭취가 회복됨을 볼 수 있다.

갑상샘기능저하에서는 기저측정치가 정상적으로 증가되지 않는다. 갑상샘자극호르몬 자극시험은 장시간 갑상샘호르몬 보충요법을 시행중인 갑상샘기능저하 환자에서 재평가가 필요한 경우 시행할 수 있다. 보충요법 중인 갑상샘호르몬을 중단한 후 갑상샘자극호르몬 및 갑상샘호르몬을 재측정하는 방법으로도 평가가 가능하나, 이는 수개월간 갑상샘호르몬 복약중지를 해야 한다는 단점이 있다. 과거에는 소(bovine) 갑상샘자극호르몬을 이용한 검사를 시행하여 항체 형성에 의한 문제가 있었으나, 현재는 재조합인간 갑상샘자극호르몬이 개발되어 있어 이러한 문제는 해결되었으나, 가격이 높다는 단점이 있다. 중독성결절성갑상샘종 환자에서 정상갑상샘조직의 기능여부를 확인하기 위해서도 갑상샘자극호르몬 자극시험을이용할 수 있다. 결절외의 갑상샘조직이 정상적으로 존재하는 경우, 갑상샘자극호르몬 자극에 의해 억제되어 있던 갑상샘조직의 방사성요오드의 섭취가 증가된다. 이는 갑상샘결절을 제거한후 갑상샘기능의 정상화여부를 예측하는데 이용된다.

5.5. Tc-99m pertechnetate 섭취율검사

갑상샘방사성요오드섭취율을 측정하기 어려운 경우, Tc-99m pertechnetate갑상샘스캔시 Tc-99m pertechnetate 섭취율을 구할 수 있다. 이 검사법은 초기 갑상샘섭취율을 구할 수는 있으나, 방사성요오드섭취율검사와 달리 유기화에 의해 축적이 증가되는 지연 갑상샘섭취율을 얻을 수 없다. Tc-99m pertechnetate 섭취율검사는 갑상샘방사성요오드섭취율검사에 비해 제공하는 정보의 질이 낮으나, I-131을 이용하는 것에 비해 피폭량이 적고, 30분 이내에 검사가 마칠 수 있고, Tc-99m 발생기로부터 Tc-99m pertechnetate를 언제나 쉽게 구하여 시행할 수 있다는 장점 등이 있다.

검사방법은 Tc-99m pertechnetate를 감마카메라로 계수한 후 환자에게 정맥주사를 시행하고, 주사가 시행되고 남은 빈 주사기를 한번 더 감마카메라로 계수하여 환자에게 투여된 방사능계수를 먼저 구한다. 방사성동위원소 투여 20분 후에 감마카메라로 갑상샘 부위 영상을 얻어 갑상샘방사성요오드섭취율 계산법과 동일한 방법으로 Tc-99m pertechnetate 섭취율을 구한다. 정상범위는 대체로 4% 이내이다. 방사성요오드섭취율과 상이한 결과를 나타낼 수 있으므로 주의하여야 한다.

참고문헌

1) Radioactive iodine uptake. A service of the US national library of medicine. NIH. http://www.nlm.nih.gov/medlineplus/ency/article/003689.htm.

2) Society of Nuclear Medicine Procedure Guideline for Thyroid Uptake Measurement. version 3.0, approved september 5, 2006.

3) Wolff J. Perchlorate and the thyroid gland. Pharmacological reviews. 1998;50:89-106.

4) Thalmann S. Meier C. Effects of drugs on TSH secretion, thyroid hormones absorption, synthesis, metabolism and action. Braverman LE, Cooper DS. The thyroid; a fundamental and clinical text. 10th ed. 2013, Philadelphia, Lippincott Williams & Wilkins, a Wolters Kluwer.

5) 핵의학 분자영상, 고문사, 2003.

6) 핵의학, 고려의학, 1998.

chapter 06

갑상샘 핵의학영상

핵의학이란 방사성동위원소를 이용하여 신체의 해부적·생리적·생화학적·유전자적 상태 평가를 통하여 질병을 진단하고, 치료하는 의학분야이다. 질병의 진단을 위한 핵의학적 검사법은 시험관내에서 검사가 이루어지는 방사면역검사(4장)와 체내에 방사성동위원소를 투여한 후 핵의학 영상기기를 이용하여 이를 이차원 혹은 삼차원적인 영상으로 만들어내는 핵의학 영상검사가 있다. 그 외에도 체내 투여된 방사성동위원소의 역동을 평가하여 병을 진단하는 생물학적 검사법(5장)이 있다.

핵의학영상의 시초가 바로 갑상샘의 핵의학영상이었다. 1951년에 Benedict Cassen이 I-131투여 후 섬광검출기(scintillation detector)로 갑상샘의 방사성요오드 분포를 영상화하는데 성공하였는데 이것이 핵의학영상법의 시작이었다. Walter Tucker 그룹에 의해 Mo-99/Tc-99m 발생기가 개발되고, Hal Anger가 섬광카메라를 개발함으로써 갑상샘질환에서의 핵의학영상은 급속히 임상에 활용되게 되었다.

1960~1970년대에는 핵의학영상법이 갑상샘결절 평가에 가장 중요한 해부학적 및 기능적 영상법으로 이용되었다. 현재는 초음파영상이 갑상샘의 해부학적 평가에 주로 이용되고 있으나, 갑상샘결절의 자율기능성의 판정에 관해서는 핵의학영상이 아직까지 유일한 영상검사법이다. 또한 핵의학영상검사는 갑상샘중독증을 일으키는 아급성 혹은 무통성갑상샘염을 갑상샘기능항진증으로 부터 감별하는데 매우 유용한 영상검사법이다.

6.1. 방사성의약품

감마카메라영상을 획득하기 위하여서는 감마선을 방출하는 방사성동위원소를 사용하게 되는데, 감마선은 투과력이 높아 조직을 투과하여 감마카메라 검출기까지 쉽게 도달하여 영상획득을 가능하게 한다. 또한 감마선은 조직으로 에너지전달이 낮아 방사선에 의한 조직영향이 적다는 장점이 있다.

감마선 방출과 동시에 베타선을 방출하는 방사성동위원소를 사용하게 되면, 감마선으로 영상을 얻을 수 있으나 동시에 방출되는 베타선에 의해 조직에 손상이 커지는 되는 단점이 있다. 양전자방출단층촬영을 위해서는 양전자방출 방사성동위원소가 필요하다.

갑상샘영상을 위한 감마선방출 방사성동위원소로는 Tc-99m pertechnetate, I-123, I-131이 있으며, 양전자방출 방사성동위원소로는 I-124가 있으며, 최근에는 F-18을 표지하여 사용할 수 있는 tetrafluoroborate도 개발되었다. 그 외에도 정상적인 갑상샘여포세포에는 축적되지 않으나, 종양세포가 가진 특성에 의해 종양조직에 축적될 수 있는 방사성의약품인 Tl-201 chloride, Tc-99m MIBI(methoxyisobutylisonitrile)와 F-18 FDG(fluorodeoxyglucose) 등은 갑상샘암의 영상에 사용된다.

6.1.1. I-123

요오드(iodine; I)은 원자번호가 53번으로 양성자를 53개 가지고 있는 원소로서 할로겐족에 속하며, 안정된 동위원소는 I-127로 중성자수가 74개이다. 이에 비해 중성자수가 4개 적은 I-123은 반감기가 13.2시간으로 전자포획에 의해 붕괴하며 159keV의 감마선을 방출한다. 감마카메라가 140keV의 감마선을 최적의 영상으로 만들어 내므로 방사성요오드 가운데 감마카메라 영상을 구하기에 최적의 방사성동위원소이며, 사이클로트론에서 ^{123}Te(p,n)^{123}I을 포함한 몇 가지 핵반응을 통해 생산할 수 있다.

6.1.2. I-131

I-131은 원자핵이 양성자 53개, 중성자 78개를 가지고 있어 질량수는 131인 방사성동위원소이다. 반감기는 8.06일이며. 최대 에너지가 0.6MeV인 베타선을 방출하여 붕괴가 발생되며, 동시에 365keV의 감마선을 발생시킨다. 영상은 365keV 에너지의 감마선을 이용하게 되는데, 에너지가 높아 감마카메라 영상의 질은 좋지 않다. 하지만 갑상샘 조직과 감마카메라 검출기 사이에 밀도가 높은 조직이 있는 경우, 높은 에너지에 의한 감마선의 투과성 증가로 인하여 갑상샘조직을 더 예민하게 찾아낼 수 있다. 즉, 흉골하 갑상샘종(retrosternal goiter)이나 내부장기로 전이된 갑상샘암 발견에는 I-123에 비하여 I-131이 더 유리할 수 있다. 그러나 베타선에 의한 방사선피폭량이 높아, 일반적으로 진단을 위한 영상검사에는 권장되지는 않는다.

6.1.3. Tc-99m

테크네슘(Technetium; Tc)은 원자번호가 43번으로 모든 동위원소가 방사능이 있으며 안정된 동위원소는 없고, 인공적으로 만들어 진 것이다. 진단적 핵의학 영상에 가장 널리 사용되는 방사성핵종으로 Mo-99/Tc-99m 발생기로 손쉽게 구할 수 있다. Tc-99m의 붕괴방식은 원자핵의 에너지 상태가 높은 곳에서 낮은 곳으로 옮겨가면서 감마선을 내어 놓는 핵이성체 전이(isomeric transition)에 의한다. 감마선의 에너지는 140keV로 감마카메라 영상에 가장 적합하다. 영상용 방사성핵종으로 Tc-99m이 가장 많이 사용되므로, 핵의학 영상장비개발 회사들은 Tc-99m에서 방출되는 140keV의 감마선에너지를 가장 잘 영상화 할 수 있게 영상장비를 개발하였고 지금도 지속적으로 개선작업이 이루어지고 있다. 이러한 핵의학영상 장비의 특성이 역으로 감마카메라 영상용 방사성핵종으로 Tc-99m pertechnetate을 더욱 선호하게 하는 원인이 되었다.

6.1.4. I-124

I-124는 사이클로트론에서 생산되며, 원자핵 내에 양전자가 상대적을 많다. 4.18일의 반감기로 붕괴되어 Te-124로 변환된다. 붕괴형식은 전자포획(electron capture)과 양전자방출이며, 방출되는 감마선은 511keV와 602keV이다. 갑상샘 스캔을 위해 시행되기보다는 갑상샘암의 전이병소를 찾거나, 갑상샘암의 방사성요오드치료시 I-131의 용량결정을 위해 사용된다.

6.1.5. Tl-201

탈륨(Thallium; Tl)은 원자번호가 81번으로 동위원소가 20가지 이상으로 많이 존재한다. 안정된 탈륨은 질량수가 203과 205이다. 핵의학영상에 이용되는 Tl-201은 73시간의 반감기로 전자포획으로 붕괴하며, 69~83keV의 Hg X-선을 발생시켜 이를 핵의학영상에 이용한다. 탈륨의 축적량은 세포의 대사활성도와 관련되어, 혈류량 및 ATPase 활성도에 영향을 받는다. Tl-201은 심근관류 핵의학영상에 주로 이용되고 있으나, 종양에도 섭취되는 특성이 있어 종양영상에도 이용된다.

6.1.6. Tc-99m MIBI

양이온성 화합물이며 지질친화성이 있는 MIBI(methoxyisobutylisonitrile)에 Tc-99m을 표지하여 핵의학영상에 사용한다. 심근관류 핵의학영상용으로 개발된 방사성의약품이나, Tl-201과 유사하게 악성종양에 섭취되는 특성이 있어 종양영상에도 이용된다. 세포내로 이입된 MIBI는 세포막을 통과한 후 세포내 소기관인 미토콘드리아에 축적된다. MIBI에 표지된 Tc-99m의 물리적 특성이 Tl-201에 비하여 핵의학영상 획득에 유리하여 영상의 질이 높고, SPECT 영상 획득에도 유리하다.

6.1.7. F-18 FDG

F-18 FDG(fluorodeoxyglucose)는 포도당유사체인 FDG에 양전자방출방사성핵종인 F-18을 표지하여 포도당대사를 양전자방출단층촬영으로 영상화할 수 있게 해준다. FDG는 세포막의 포도당수송체(glucose transporter; GLUT)에 의해 세포내로 이동된 후 hexokinase에 의해 인산화가 된 후 더 이상의 해당(glycolysis)과정으로 진행하지 않아 세포내에 축적된다. 많은 종류의 종양에서 당대사가 증가되어 있어, F-18 FDG는 악성종양 평가에 가장 널리 이용되는 방사성의약품이다. 또한 FDG는 포도당과 달리 신장의 근위곡세관(proximal convoluted tubule)에서 재흡수가 되지 않고 비뇨기계를 통해 배설되므로 종양조직에 축적되지 않은 혈액내 F-18 FDG를 신속하게 낮추는 역할을 하여 더 좋은 종양영상을 얻게 해준다.

6.2. 핵의학영상기기

핵의학영상기기는 감마선을 전기적 신호로 변화시키고 증폭시켜, 감마선의 방출된 부위를 시간적 및 공간적으로 국소화하여 영상으로 변화시킨다. 영상에 이용되는 감마선은 방사성핵종에서 직접 방출되는 감마선 혹은, 방사성핵종에서 방출된 양전자가 음전자를 만나 쌍소멸되면서 발생되는 두개의 감마선이다.

6.2.1. 감마카메라

감마카메라는 1958년 Hal Anger에 의해 고안된 기기로 감마선을 섬광결정(scintillation

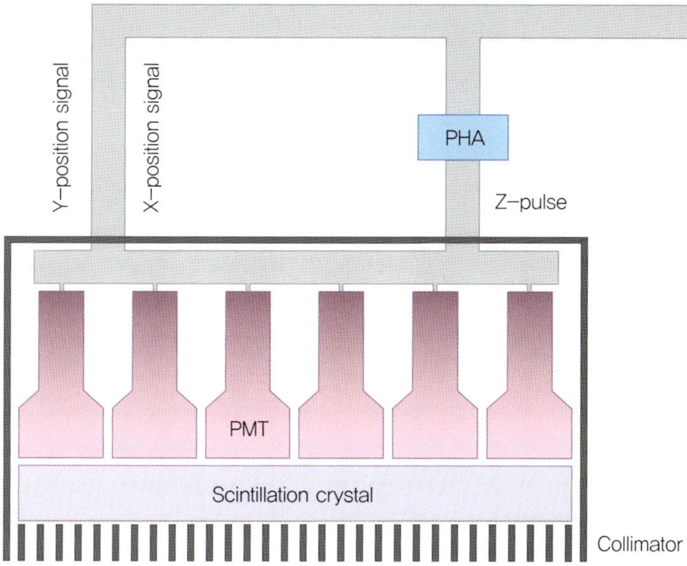

그림 6-1. 감마카메라 구성

감마선을 기하학적으로 제한하는 조준기가 영상대상에 가장 가까이 배치되며, 조준기(collimator)를 통과한 감마선이 섬광결정(scintillation crystal)에서 광신호로 바뀐 후 광전자 증배관(photomultiplier tube; PMT)에서 증폭된다. 파고분석기(pulse height analyzer; PHA)로 특정한 세기의 에너지를 가지는 영상신호를 선별하고 그 영상신호의 위치 정보를 종합하여 영상을 구성한다.

crystal)으로 검출하여 영상을 만들어 섬광카메라로 불리며, 발명한 과학자를 기려 Anger 카메라로도 명명되었는데, 현재는 감마선을 검출하여 영상을 만듦으로 인해 일반적으로 감마카메라로 불린다. 영상의학과에서 주로 이용하는 방사선영상은 X-선 발생장치에서 발생된 X-선을 이용하여 환자의 몸을 투과시켜 영상정보를 얻는 투과영상(transmission scan)인데 반하여 핵의학영상은 환자 혹은 영상대상 체내에 분포하는 방사성의약품에서 방출되는 감마선을 검출하여 영상정보를 얻는 방출영상(emission scan)이다. 그로므로 순수한 핵의학 영상장비에서는 방사선이 발생되거나 방출되지 않는다.

감마카메라의 구성은 조준기(collimator), 섬광결정, 광전자증배관(photomultiplier tube), 파고분석기(pulse height analyzer), 컴퓨터 시스템, 환자테이블 등으로 이루어져 있다. 감마카메라의 영상이 얻어지기 위해서는 먼저 방사성의약품의 투여가 필요하다. 투여된 방사성의약품이 영상을 얻기에 최적의 분포가 이루어 진후 감마카메라로 영상을 얻는다. 체내에 분포된 방사성의약품에서 방출되어 나온 감마선은 다양한 방향으로 방출 되는데, 이 감마선 가운데 영상구성에 필요한 방향의 감마선만을 통과시키고 그 외 감마선을 제거하기 위하여 조준기를 사용한다. 조준기를 통과한 감마선은 섬광결정을 만나 광자로 변환되고, 이 광자는 광전자증배관에서 전자로 바뀌고 증폭되어 전기적 신호로 된다. 파고분석기로 전기적신호 가운데 특정한 에너지영역의 신호만 선택함으로써 산란에 의해 위치와 방향이 바뀌어 조준기를 통과한 감마선을 영상구성에서 배제하게 된다.

감마카메라 영상은 평면적인 2차원영상을 제공하게 되는데, 몸을 돌아가면서 감마카메라영상을 여러 방향에서 얻어 이를 컴퓨터로 재구성하면 단층영상을 얻을 수 있고 이를 단일광자단층촬영 (single photon emission computed tomography; SPECT)라고 한다. SPECT 영상은 평면감마카메라에 비해 배경신호를 낮출 수 있어 예민도가 높고, 감마선이 방출된 위치, 즉 방사성의약품이 집적된 부위의 깊이에 대한 정보를 제공할 수 있다는 장점이 있다.

6.2.2. 양전자방출단층촬영

양전자방출단층촬영(positron emission tomography; PET)은 양전자방출방사성동위원소에서 방출된 양전자가 주위의 음전자와 만나 쌍소멸(pair annihilation) 되면서 발생한,

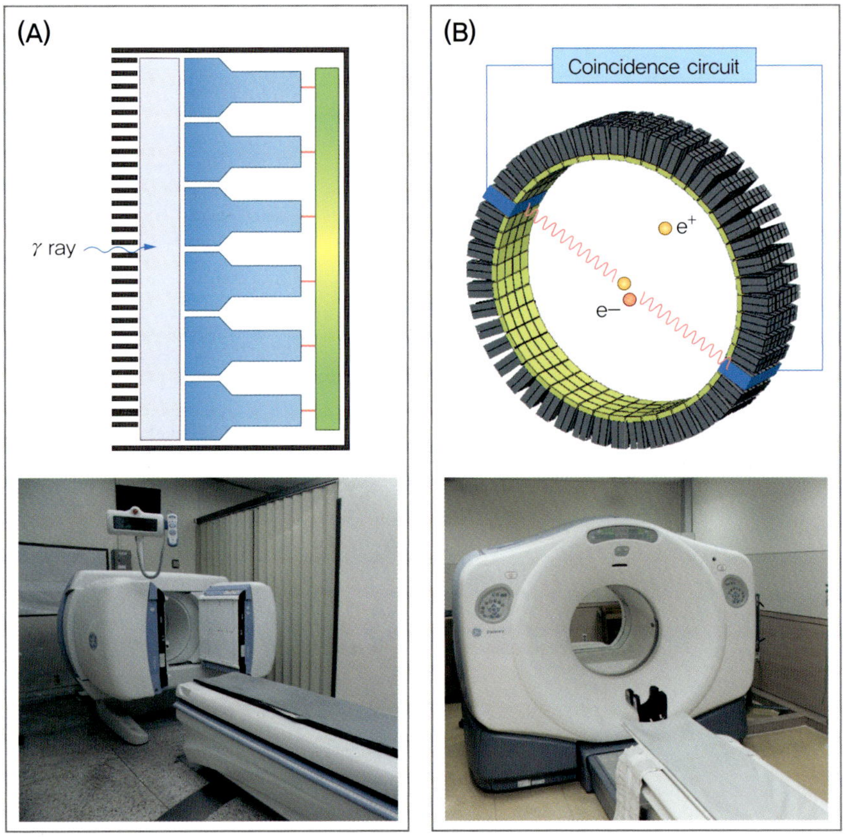

그림 6-2. 감마카메라와 PET카메라의 차이 및 장비 실례

(A) 감마카메라는 하나의 감마선을 인식하여 영상을 만드는 것에 반해서 (B) PET카메라은 쌍소멸로 발생되는 두개의 감마선을 동시에 인식하여 영상을 만든다.

서로 반대방향을 방출되는 한 쌍의 511 keV의 감마선을 검출하여 영상을 만들어 낸다. 한 쌍의 감마선이 동시에 180도 방향으로 방출되므로, 두 개의 검출기에서 동시에 감마선이 검출될 때 실제영상신호로 인식하게 되고, 영상신호의 발생위치는 감마선을 검출한 두 개의 검출기의 직선 연결선상에 있다. PET이 이러한 원리를 이용하므로, 감마카메라와 달리 두 개의 검출기에 동시에 감마선이 검출되는 것을 확인 할 수 있는 동시회로(coincidence circuit)가 필요하다. SPECT에 비하여 PET 영상은 예민도와 해상도가 높으나, 사이클로트론에서 생산되는 고가의 양전자방출 방사성핵종을 이용하여야 한다는 단점이 있다.

6.2.3. 융합영상기기

핵의학영상법은 생명현상의 기능적정보 제공에 강점이 있으나, 해부학적 정보제공에 제한점을 가진다. 이에 비하여 CT나 MRI와 같은 해부학적영상법은 해상도가 높은 해부학적 정보제공에 강점이 있으나 유전자적·생화학적·생물학적·기능적정보 제공역할은 약하다. 의료영상기기 분야의 급속한 발전으로 핵의학영상과 해부학적영상을 동시에 획득할 수 있는 융합영상장비가 현재 널리 이용되고 있다.

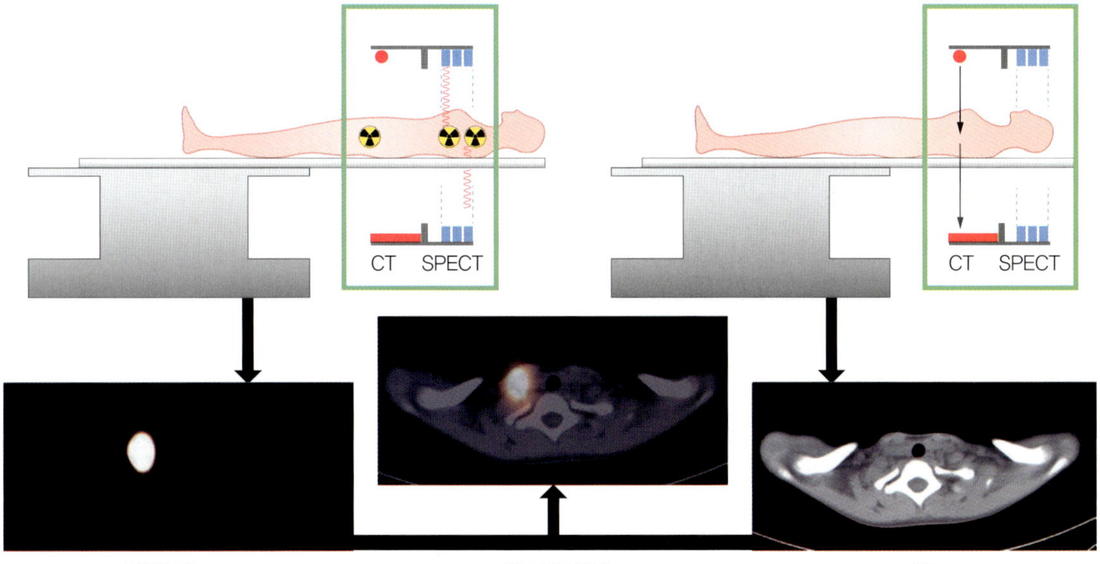

그림 6-3. 갑상샘전절제술을 시행받은 환자에서 시행된 I-131 SPECT/CT 영상.
CT와 SPECT영상을 한꺼번에 얻어 해부학적정보와 대사정보를 동시에 제공한다. SPECT 영상에서 우측 경부에 방사성요오드 축적이 관찰되나, 정확한 위치를 알수 없다. CT 영상은 경부의 해부학적 구조를 잘 보여주나, 병소의 방사성요오드 축적능을 보여주지 않고 있다. SPECT/CT 융합영상에서는 방사성요오드 축적부위가 수술후 갑상샘잔류조직이 흔히 발견되는 갑상샘절제부위에서 떨어져 있어 갑상샘암 림프절전이임을 보여준다.

SPECT와 CT가 결합된 SPECT/CT 장비와 PET와 CT가 결합된 PET/CT 장비가 한국을 비롯한 전세계에서 이용되고 있으며, PET와 MRI가 결합된 PET/MRI장비도 개발이 완료되어 임상적 이용이 시작되고 있다.

6.3. 갑상샘 핵의학영상

갑상샘의 생리적 혹은 병리적 상태평가를 평가하거나, 갑상샘질환의 진단 및 그 중증도를 평가를 위한 핵의학영상을 갑상샘핵의학영상이라 정의하고 이에 대하여 기술하고자 한다. 비종양성 갑상샘여포세포가 가지는 생리적·생화학적 기능을 이용하는 영상법과 갑상샘암이 가지는 병리적·생화학적 특성을 이용하는 영상법으로 나눌 수 있다.

갑상샘여포세포의 기능을 이용한 갑상샘핵의학영상은 갑상샘여포세포의 생리적기능에 의해 갑상샘에 집적되는 방사성동위원소를 이용하는데, 갑상샘의 생리적상태 뿐만 아니라 해부학적인 정보도 동시에 제공한다. 갑상샘여포세포의 특성을 이용한 영상에는 갑상샘여포세포에서 특이적으로 높게 발현되는 나트륨요오드공동수송체(sodium iodide symporter; NIS)가 특이적으로 축적하는 방사성핵종인 방사성요오드나 Tc-99m pertechnetate를 이용한다. 감마카메라 영상을 얻기 위해서는 감마선만을 방출하는 I-123과 Tc-99m pertechnetate가 방사선피폭선량이 적고, 방출에너지가 감마카메라영상에 적합하여 유리하다. I-131은 베타선을 동시에 방출하여 방사선피폭선량이 높아 진단목적으로는 선호되지는 않으나, 흉골하 갑상샘종과 같이 갑상샘종에 섭취된 방사성핵종에서 나온 감마선이 두꺼운 조직을 통과하여야 감마카메라 검출기에 도착할 수 있는 특수한 상황에서는 감마선의 에너지가 높아 더 유리할 수 있다. I-124 혹은 F-18 tetrafluoroborate를 이용한 PET영상으로도 정상 갑상샘여포세포를 영상화할 수 있으나 현재는 임상적 요구 거의 없어 이용되지 않는다.

갑상샘여포세포에서 유래한 갑상샘암은 갑상샘여포세포가 가진 생화학 및 생리적 특성을 유지하는 경우가 많은데, 분화갑상샘암은 나트륨요오드공동수송체가 발현되어 갑상샘여포세포와 유사하게 요오드를 축적하는 능력을 가지고 있다. 이로 인하여 I-123, I-131 혹은 I-124와 같은 방사성요오드를 투여하거나 F-18 tetrafluoroborate를 투여하면 종양병소를 파악 할 수 있다. 비종양세포와 달리 종양세포가 가진 특성에 의해 종양조직에 축적될 수 있는 감마선방출 방사성의약품인 Tl-201, Tc-99m MIBI를 이용하며 감마카메라 영상을 얻을 수 있고, 양전자방출 방사성의약품인 F-18 FDG 혹은 F-18 FLT(fluorothymidine)를 이용하면 PET 영상을 얻을 수 있다.

6.3.1. 갑상샘 핵의학 영상법

6.3.1.1. 방사성의약품

핵의학영상으로 갑상샘 평가하는 방법은 방사성요오드 혹은 Tc-99m pertechnetate 투여후 갑상샘이 위치하는 전경부영상을 획득하는 방법을 이용한다. 실제 임상에서는 Mo-99/Tc-99m발생기에서 쉽게 구할 수 있는 Tc-99m pertechnetate가 주로 이용되는데, Tc-99m pertechnetate 5~10mCi를 정맥으로 투여한 후 15분에서 30분 사이에 영상을 얻는다. I-123 이용시는 200~600uCi를 경구로 투여한 후 3~24시간에 영상을 얻을 수 있으나, 조기영상보다는 후기 영상이 배경신호가 낮아 영상의 질이 높다. 생리적으로 보면 방사성요오드가 가장 적절하고 배경신호도 낮지만, 접근성, 방사능피폭, 물리적 특성, 경제성, 편리성 등의 이유로 Tc-99 pertechnetate가 가장 널리 이용된다. I-131은 베타선을 동시에 방출하여 피폭량이 높아 특수한 경우가 아니면 별로 사용되지 않으나, 임상적 상황에 따라 50~200uCi를 경구 투여한 후 16~24시간에 영상을 획득할 수도 있다.

표 6-1. 갑상샘영상용 방사성의약품의 장단점

방사성의약품	장점	단점
Tc-99m pertechnetate	· 가격이 싸다. · 쉽게 구할 수 있다. · 검사시간이 짧다. · 감마선의 에너지가 감마카메라영상에 최적이다.	· 갑상샘에 포획되나, 유기화되지 않는다. · 혈액풀의 섭취가 갑상샘조직섭취로 오인될 수 있다. · 갑상샘 섭취가 낮은경우 영상이 불량해진다.
I-123	· 흉골하갑상샘종 발견에 유리하다. · Tc-99m pertechnetate에 비해 갑상샘섭취가 상대적으로 높다.	· 가격이 비싸다. · 구하기 어렵다. · 24시간 영상촬영으로 환자의 불편감이 높다. · 영상촬영시간이 길다.
I-131	· 흉골하갑상샘종 발견에 가장 좋다. · 지연연상을 늦게까지 얻을 수 있다.	· 피검사의 방사선피폭량이 높다. · 감마선의 에너지가 높아 영상의 질이 낮아진다.

6.3.1.2. 금기증 및 주의사항

임신 및 수유 중인 경우를 제외하고는 특별한 금기증이 없으며, 영상결과에 영향을 줄 수 있는 항갑상샘제, 갑상샘호르몬제, 요오드가 많이 함유한 음식(김, 미역, 다시마 등), 약제(amiodarone, 진해거담제, 요오드포함 소독제 등) 및 방사선영상조영제 등을 제한 하여야 한다.

6.3.1.3. 영상획득법

앉거나 누워서 영상획득을 시행할 수 있으며 누워서 영상을 얻는 경우 어깨 밑에 베개를 넣어 목을 약간 뒤로 젖힌 상태로 시행하는 것이 유리하다. 사용하는 조준기(collimator)로는 핀홀(pinhole, 바늘구멍) 조준기를 주로 사용하는데 영상의 해상도를 높일 수 있으나, 조준기와 갑상샘 사이의 거리에 따라 갑생샘의 크기가 다르게 촬영된다. 대체로 갑상샘의 크기가 전체영상면적(field of view)의 2/3를 차지하게 영상을 얻게 되며, 크기마크(size marker)를 사용하여 영상을 얻으면 실제 갑상샘의 크기를 알 수 있다. 그러나 크기마크가 갑상샘과 같은 위치에 있지 않으며, 실제보다 더 크거나 작게 왜곡되어 나타나게 된다.

Tc-99m pertechnetate를 이용하는 경우 전면상을 5분간 얻게 되며 계수(count)는 10만~20만 정도를 얻게 되고, I-123을 이용하는 경우는 10분간 5만~10만 계수를 얻는 것이 보통이다. 구강 혹은 식도의 방사능이 겹쳐서 보이거나 의심되는 경우, 물로 구강의 헹구어내거나 마셔 갑상샘외의 방사능을 제거하고 영상을 얻으면 된다.

이소갑상샘조직을 찾기 위해서는 구강부위부터 흉부까지 촬영을 하여야 하며, 난소에서 발생한 갑상샘조직인 난소갑상샘종(struma ovarii)를 찾기 위해서는 복부촬영이 필요하며, 이와 같이 넓은 부위를 영상화하기 위해서는 핀홀조준기보다 다중평행조준기를 장착하고 영상을 얻어야 한다.

6.3.1.4. 적응증

갑상샘핵의학영상의 적응증으로는 1) 갑상샘의 구조 및 기능평가 2) 갑상샘결절의 기능성평가 3) 이소갑상샘조직의 위치검색 4) 선천성 갑상샘기능저하의 평가 5) 전경부 혹은 흉골하종괴의 원인감별 6) 갑상샘중독증의 원인감별 등이 있다.

6.3.1.5. 판독법

갑상샘의 핵의학영상을 정확히 판독하기 위해서는 자세한 병력, 이학적 검사, 갑상샘호르몬 측정결과를 숙지하고 다른 진단적영상검사 소견과 비교해서 판독하는 것이 필요하다. 특히 결절의 유무와 그 위치를 알고 핵의학영상을 판독하면, 알고 있는 결절의 기능평가가 가능하게 된다.

먼저 갑상샘의 크기를 평가하고, 방사능섭취 정도 및 불균등 여부를 평가하고, 전체갑상샘 방사능에 비교하여 국소적인 섭취증가 혹은 감소부위 존재 여부와 이의 크기, 위치,

정도를 판별하여야 한다. 자율기능성갑상샘결절은 결절부위에 섭취가 증가하고 주변 정상갑상샘 조직의 방사능섭취를 억제한다(그림 5-1 참조). 이학적검사 혹은 초음파검사에서 결절이 관찰되는 부위에 방사능섭취가 감소되어 있으며 기능성이 없거나 낮은(non-functioning or hypofunctioning) 냉결절(cold nodule)이다. 냉결절의 원인으로는 갑상샘염, 국소적 섬유화, 물집(cyst, 낭종), 고름집(abscess, 농양) 및 갑상샘암 등 갑상샘여포세포가 국소적으로 소실되는 병변이 그 원인을 차지한다. 이와 같이 결절의 방사능섭취는 병소의 원인에 따라 낮거나 높을 수 있으며, 주위 정상갑상샘조직과 비슷한정도의 방사능섭취를 보일 수도 있다. 이러한 이유로 이학적검사나 다른 갑상샘영상의 결과의 참조를 하지 않고 갑상샘 핵의학영상만으로 결절이라고 진단하는 것은 적절하지 않다.

갑상샘과 상관없는 원인에 의해 갑상샘스캔상 갑상샘의 국소적 방사능섭취증가로 오해될 수 있다. 예를 들어 침으로 인해 피부나 옷에 방사능이 오염되거나, 식도에 방사능이 국소적으로 잔류하여 갑상샘에 국소적 섭취증가로 오인 될 수 있으므로 주의를 요한다. 피부나 옷의 오염은 씻어내거나 옷을 탈의하고 영상을 얻으면 되고, 식도의 방사능을 물을 마신 후 재영상을 촬영함으로써 해결할 수 있다.

6.3.2. 정상갑상샘

정상갑상샘은 좌우가 비교적 대칭적이며, 방사능이 균등하게 섭취되고 주위 배경조직과는 명확한 방사능섭취 차이가 있다. 목의 앞쪽에 갑상연골 양옆으로 나비모양을 나타내며, 양엽 사이에 존재하는 협부는 갑상샘조직량이 많지 않아 흐리게 보이거나 관찰되지 않는 경우가 많으며, 양엽의 외연(outer border)은 대체로 볼록한 형태(convex)를 가진다. 갑상샘

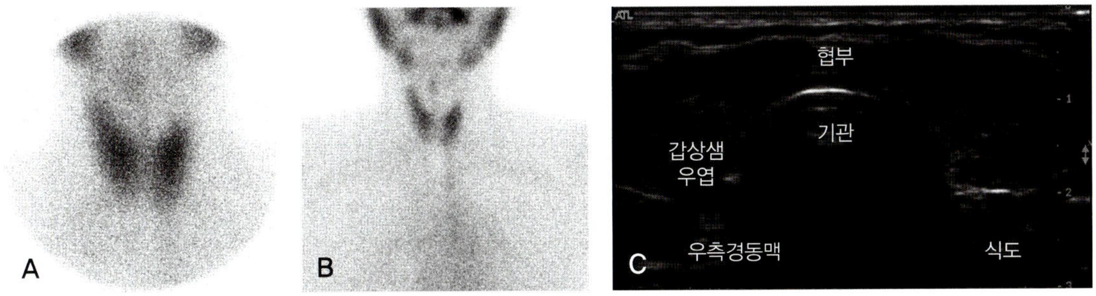

그림 6-4. 정상인의 갑상샘스캔영상 소견.
(A) 핀홀확대영상. (B) 평면영상. (C) 갑상샘초음파영상. 비교적 대칭적으로 방사능이 균등하게 섭취된 양엽이 관찰되며, 양엽의 외연 볼록한 형태(convex)를 가지고 있다. 협부는 갑상샘조직이 많지 않아 관찰되지 않는 경우가 많다.

의 외연이 오목한 모양을 보이는 경우 갑상샘을 바깥에서 누르고 있는 갑상샘 외부병변을 먼저 고려하여야 하나, 갑상샘 외연에 접한 갑상샘 내부병변도 이와 유사한 영상소견을 만들어 낼 수 있다. 성인에서의 양쪽 갑상샘엽의 높이는 4~5cm 정도이고 넓이는 1.5~2cm 정도이나, 성별이나 체형에 따라 차이가 있다. 우엽이 큰 경우가 있고, 추체엽(pyramidal lobe)이 협부 혹은 좌엽의 상부에서 관찰되기도 하며, 둥글거나, 길쭉한 모습 혹은 양엽의 거리가 가깝거나 떨어져 있는 등 정상 갑상샘도 다양한 모습을 보일 수 있으므로, 이학적 검사, 임상소견 및 다른 영상검사 소견 등 이용 가능한 환자정보를 참조하여 평가하여야 한다.

6.3.3. 갑상샘 선천이상

6.3.3.1. 갑상샘설관낭

갑상샘 발생과정에서 원시인두의 중앙부에서 갑상샘게실이 하방으로 이동하면서 갑상샘의 최종 위치인 목의 중앙 아래쪽으로 내려오게 된다. 갑상샘이 처음 발생한 곳에서 갑상샘의 이동경로를 따라 존재하는 갑상샘설관(thyroglossal duct)은 태생 6 주경에 소실되게 되는데 일부에서는 성인에서도 관(duct) 모양의 잔유물로 남아 있게 되며 일부에서는 낭(cyst) 모양을 형성하기도 한다. 일반적으로 갑생샘 조직의 양이 많지 않아 갑상샘스캔에서 관찰이 되는 경우는 많지 않으나, 갑생샘전절제술을 받은 환자에서는 갑상샘자극호르몬을 상승시킨 후 촬영한 갑상샘스캔에서는 관찰되는 경우가 많다.

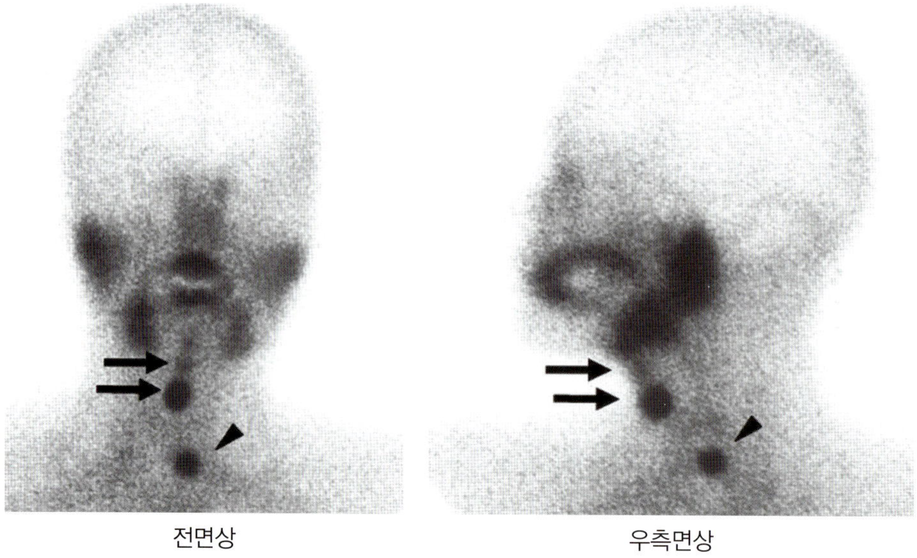

그림 6-5. 갑상샘절제술후 갑상샘자극호르몬을 상승시킨 후 얻은 갑상샘스캔에서 갑상샘설관낭(화살표)이 발견된다. 화살표머리는 갑상샘전절제술 후 잔류된 갑상샘조직이다. (Lee SW et al. Thyroid 2007)

6.3.3.2. 이소갑상샘

하측경부 중앙의 정상 갑상샘의 위치를 벗어나서 존재하는 갑생샘을 이소갑상샘(heterotopic thyroid)이라 부르는데, 갑생샘이 발생하는 혀의 기저부부터 정상갑상샘의 위치로 이동하는 과정에 이상이 생겨 발생한다. 설갑상샘(lingual thyroid)이 가장 많은 빈도를 차지하며 갑상샘기능저하가 동반되는 경우가 빈번하다. 핀홀조준기를 장착한 감마카메라영상으로 정상갑상샘 위치만 영상을 얻는 경우 갑상샘무발생, 아급성갑상샘염 등으로 오해될 수 있다. 병력 혹은 임상정보를 고려하여 평행구멍조준기를 장착하여 혀부터 종격동을 모두 포함하는 감마카메라 영상이 이소갑상샘을 밝히는데 유리하다.

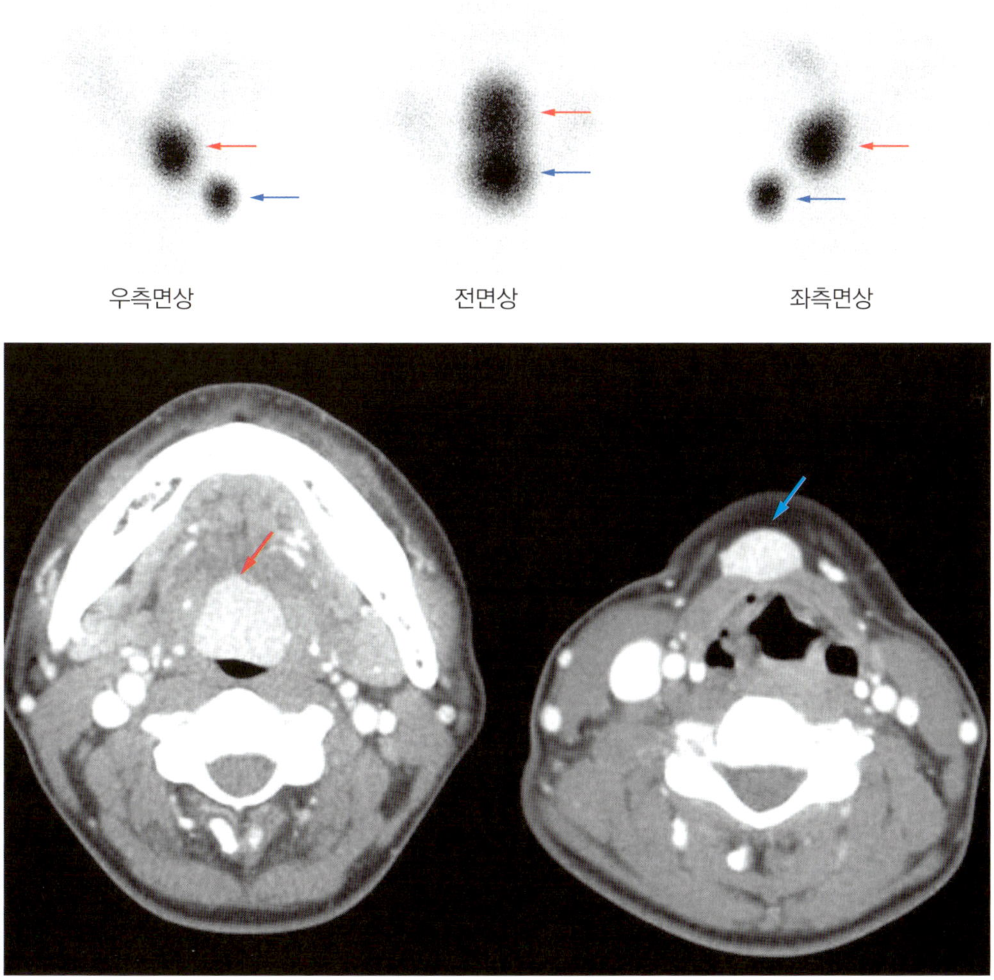

그림 6-6. 설갑상샘(lingual thyroid, 붉은색 화살표) 과 갑상샘설관(thyroglossal duct, 파란색 화살표)이 갑상샘스캔영상에서 관찰된다. CT에서도 조영증강이 잘되는 갑상샘조직이 혀뿌리 중심과 전경부 중앙선부위에 관찰된다.

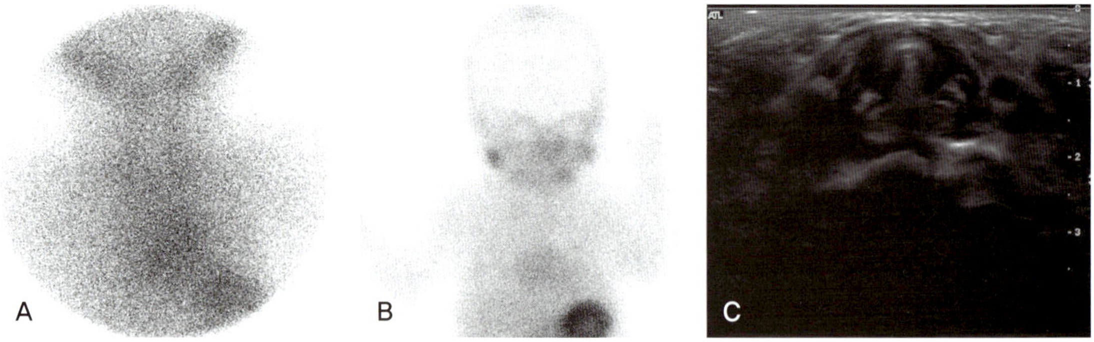

그림 6-7. 갑상샘무발생.
갑상샘스캔(핀홀확대영상(A), 평면영상(B)) 및 갑상샘초음파영상(C)에서 갑상샘이 관찰되지 않는다

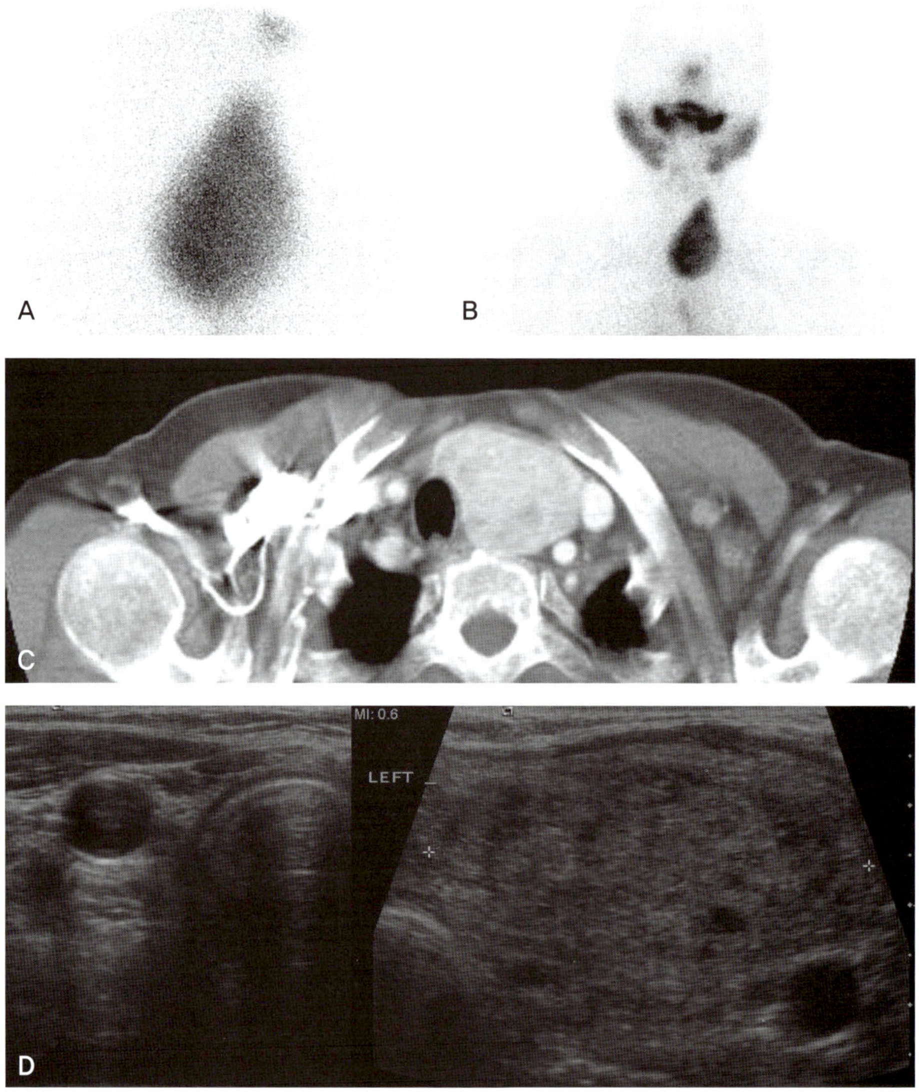

그림 6-8. 갑상샘편측무발생.
갑상샘스캔(핀홀확대영상(A), 평면영상(B)), CT (C) 및 갑상샘초음파(D)에서 갑상샘우엽이 관찰되지 않는다

6.3.3.3. 갑상샘편측무발생 및 갑상샘무발생

갑상샘편측무발생(thyroid hemiagenesis)은 갑상샘의 한쪽 엽이 발생하지 않아, 한쪽의 갑생샘엽만 정상적으로 존재하여 갑생샘스캔에서는 정상인 한쪽의 갑상샘만 관찰된다. 좌엽의 무발생이 더 빈번하며, 정상적으로 발생한 한쪽엽의 기능에 의해 무증상이 대부분이며, 정상적으로 발생한 갑상샘엽에도 갑상샘염, 갑생샘결절, 갑상샘암 등 다양한 갑상샘질환이 발생할 수 있다. 한쪽갑상샘에 발생한 갑상샘염, 한쪽갑상샘을 완전히 다 침범한 갑상샘결절, 한쪽갑상샘의 자율기능성결절, 갑상샘엽절제술을 시행한 때에도 갑상샘의 한쪽 엽만 관찰되므로 판단에 주의를 요한다.

갑상샘이 완전히 발생하지 않을 수 있는데 이를 갑상샘무발생(thyroid agenesis) 혹은 무갑상샘증(athyrosis)이라고 부르고, 선천성갑상샘기능저하증을 발생시킨다. 태어나기 전에는 태반을 통해 산모의 T4가 공급되어 출생시에는 대부분 무증상이나, 생후 3개월 정도부터 황달, 변비, 차고 거친 피부, 거친 머리카락, 발육지연 등 갑상샘기능저하와 관련된 증상이 나타난다. 갑생샘스캔에서는 목 부위에 갑상샘으로 생각되는 방사능섭취가 관찰되지 않으며, 갑상샘호르몬치료가 절대적으로 필요하며 치료가 늦어질수록 지능발달에 제한이 발생한다.

6.3.4. 갑상샘염

갑상샘염은 염증세포가 갑상샘에 침윤된 상태로, 발생원인인자, 병리소견, 임상증상에 따라 다양하게 분류할 수 있다. 여기에서는 급성화농성갑상샘염, 아급성갑상샘염, 무통성갑상샘염, 산후갑상샘염, 만성자가면역갑상샘염으로 나누어 기술하고자 한다.

6.3.4.1. 급성화농성갑상샘염

급성화농성갑상샘염(acute suppurative thyroiditis)은 갑상샘 내부에 세균이 감염되어 발생되는데, 기존 갑상샘질환을 가진 환자에서 주로 발생한다. 통증, 발열, 오한 등 감염증에 의한 전신증상을 동반하며, 침범된 갑상샘에 압통이 발생한다. 혈액검사에서는 백혈구수가 증가되고 갑상샘호르몬은 정상범위이며, 갑상샘스캔에는 냉결절을 나타낸다. 즉각적인 항생제치료 및 배농을 시행하여야 하며 적절한 치료시 대부분에서 장기적인 휴유증은 없다.

6.3.4.2. 아급성갑상샘염

아급성갑상샘염(subacute thyroiditis, De Quervain's thyroiditis)은 바이러스에 의한 상기도 감염후 발생하는 갑상샘염증질환으로, 수개월후 자연회복되는 예후가 좋은 갑상샘염증질환이다. 갑상샘부위 통증과 압통이 주증상이며, 소수의 환자에서는 한쪽엽에서 국한된 통증과 압통이 발생한후 시간경과에 따라 반대측으로 통증과 압통이 퍼져나간다(migratory or creeping type subacute thyroiditis). 갑상샘여포세포의 파괴에 의해 갑상샘호르몬이 혈중에서 상승되며, 이에 따라 갑상샘자극호르몬은 감소된다. 약 반수에서 발한, 떨림, 심계항진, 체중감소 등과 같은 갑상샘중독증상이 나타나 그레이브스병 혹은 중독성결절성갑상샘종과 같은 갑상샘기능항진증과 감별이 필요한다. 갑상샘기능관련 혈액검사와 증상은 갑상샘기능항진증과 동일하지만, 갑상샘방사성요오드섭취율(radioactive iodine uptake; RAIU)이 감소하며, 갑상샘스캔에는 갑상샘섭취가 매우 감소되어 희미하거나 잘 보이지 않으므로 핵의학적 검사법으로 쉽게 구별할 수 있다. Creeping 형은 먼저 침범된 갑상샘엽의 방사능섭취만 감소되어 나타나고, 반대쪽으로 엽으로 병이 진행됨에 따라 반대쪽 엽도 방사능섭취가 감소된다. 혈액검사에서는 염증반응지표인 적혈구침강속

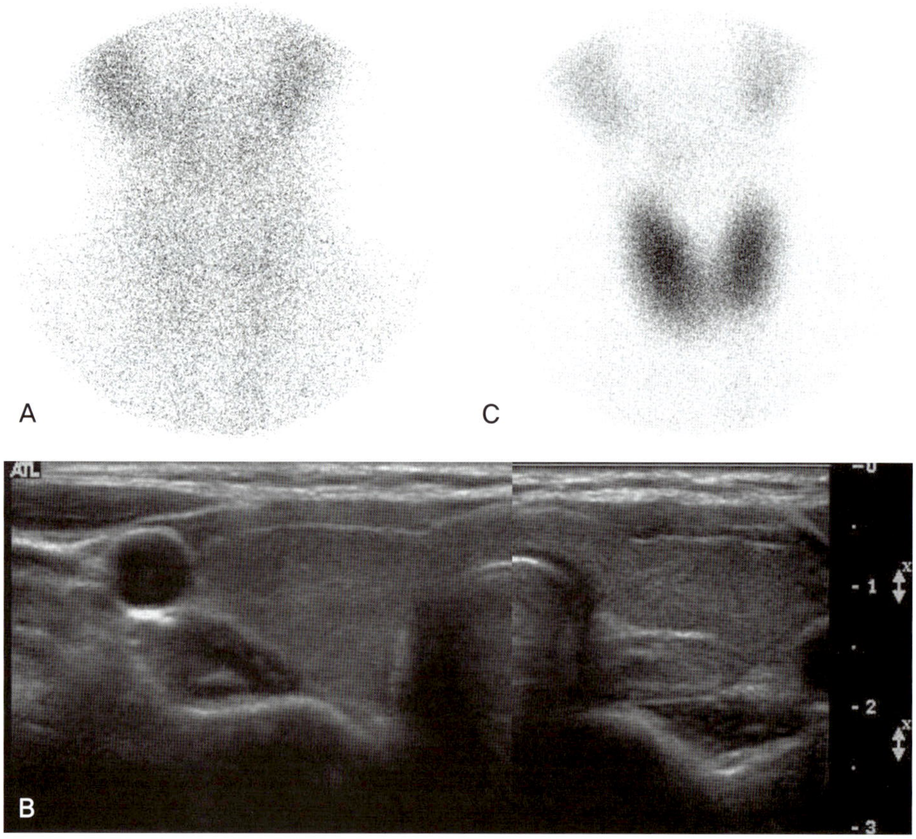

그림 6-9. 아급성갑상샘염.

초기 갑상샘스캔영상(A)에서 갑생샘이 거의 관찰되지 않으나 갑상샘초음파영상(C)에서는 정상크기의 갑상샘양엽이 관찰된다. 2개월 후 시행한 추적관찰 갑상샘스캔영상(B)에서는 갑상샘의 방사성핵종의 섭취가 정상화되었다.

도(erythrocyte sedimentation rate; ESR)와 CRP(C-reactive protein)가 상승된다.

자연적으로 회복되는 경우가 대부분이므로, 통증을 줄이는 항염증제 사용 정도로 충분하며, 염증이 심한 경우 스테로이드제를 사용할 수 도 있다.

6.3.4.3. 무통성갑상샘염

무통성갑상샘염(painless thyroiditis, silent thyroiditis)은 아급성갑상샘염과 임상경과가 비슷하여 수개월후 자연회복되는 경과를 가지나, 바이러스 감염후에 발생하지 않고 자가면역성갑상샘염과 상관성이 있다고 알려져 있다. 알수 없는 원인에 의해 갑상샘여포세포

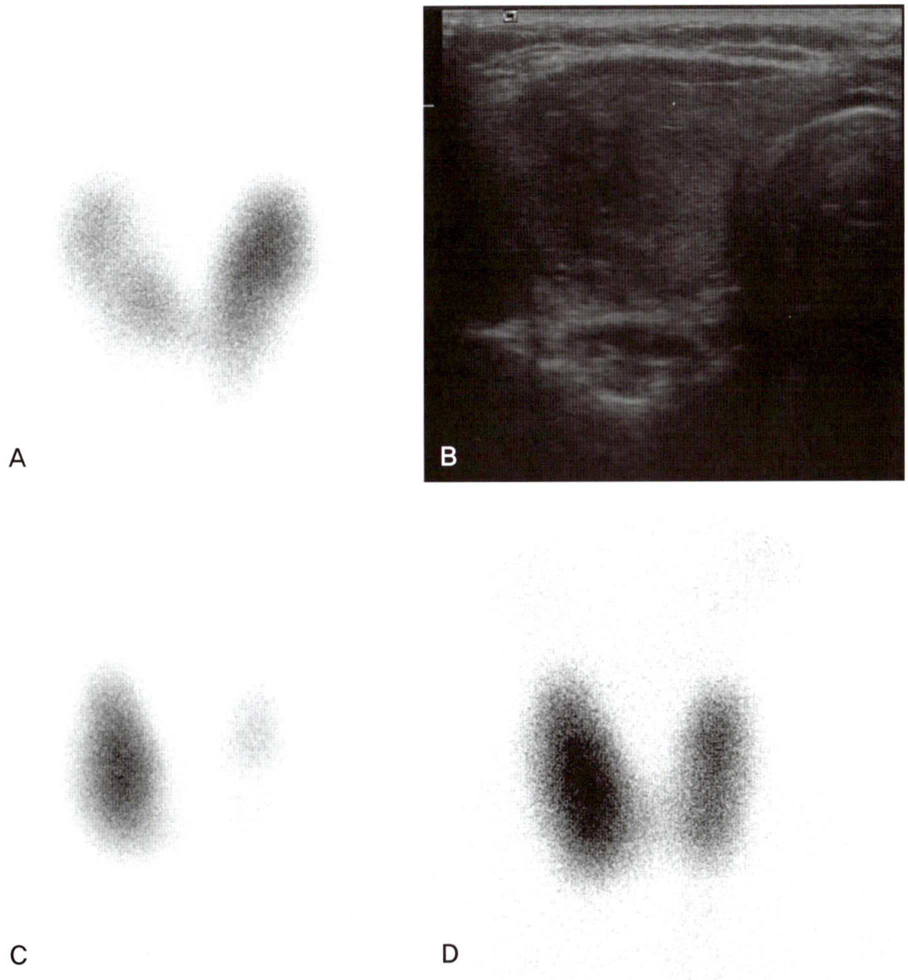

그림 6-10. 이동성아급성갑상샘염(creeping type subacute thyroiditis).
초기 갑상샘스캔(A)상 갑생샘우엽에 섭취가 감소되어 있고, 갑상샘초음파영상(B)에는 갑상샘우엽의 초음파음영의 감소가 관찰된다. 3개월 추적관찰 갑상샘스캔(C)에서는 갑상샘좌엽의 섭취가 감소되었고, 6개월 후 추적관찰 갑상샘스캔(D)에서는 양엽모두에 섭취가 회복되었다.

가 파괴되고 이로 인해 일시적인 갑상샘호르몬이 혈중에서 상승되고 갑상샘자극호르몬은 감소되는데, 일부에서는 갑상샘중독증상도 나타난다. 아급성갑상샘염과 같이 갑상샘방사성요오드섭취율이 저하되어 있고 갑상샘스캔에는 방사능섭취감소가 관찰된다. 갑상샘호르몬 혈액검사와 갑상샘스캔 소견은 아급성갑상샘염과 동일하지만, 갑상샘부위에 통증이 생기지 않고, 염증반응지표인 적혈구침강속도와 CRP의 증가가 없다는 임상적 및 검사실 소견의 차이가 있어 감별할 수 있다.

자연회복되는 질환이므로 치료가 필요하지는 않으나, 일부 환자에서는 영구적인 갑상샘기능저하를 일으킬 수 있으므로 갑상샘호르몬이 정상화되는지를 확인하여야 한다.

6.3.4.4. 산후갑상샘염

산후갑상샘염(postpartum thyroiditis)은 출산후 일시적으로 갑상샘기능장애가 발생하는 질환으로 임신 및 출산과 관련된 급격한 면역체계의 변화에 의해 발생된다고 알려져 있다. 임상경과가 무통성갑상샘염과 비슷하여 초기에 갑상샘기능이 항진된 상태를 나타내다가 점차 갑상샘기능이 저하되는데 최종적으로 갑상샘기능이 정상으로 자연 회복되는 경과를 가진다. 일부에서는 일시적인 기능항진상태 혹은 기능저하상태 만을 나타내기도 한다. 아급성갑상샘염 및 무통성갑상샘염과 동일하게 갑상샘방사성요오드섭취율 감소가 발생하며, 갑상샘스캔에는 갑상샘섭취가 감소되어 영상에서 갑상샘이 잘 보이지 않는다. 핵의학적검사를 시행하기 전에 수유를 하고 있는지 여부를 반드시 파악하여야 한다. 자연회복 되는 예가 많아 대체로 치료는 필요하지 않으나, 지속적으로 갑상샘기능저하 상태로 유지되는 경우 갑상샘호르몬 보충요법이 필요하다.

6.3.4.5. 만성자가면역갑상샘염

만성자가면역갑상샘염(chronic autoimmune thyroiditis)은 림프구 자신의 갑상샘조직 항원에 감작되어 자가항체가 만들고, 생산된 항체가 자신의 갑상샘조직을 파괴하고 갑상샘호르몬 생성에 장애를 발생시키는 자가면역질환이다. 1912년 일본의 하시모토가 부검을 통하여 갑상샘의 림프구 침윤과 여포세포의 위축을 관찰하여 보고한 것이 시초이며 이로 인해 이 질환을 하시모토 갑상샘염(Hashimoto's thyroiditis)이라고 부르기도 한다. 갑상샘글로불린항체(thyroglobulin antibody)가 대다수의 만성자가면역갑상샘염 환자의 혈청에서 발견되며, 그 역가가 갑상샘조직내 림프구 침윤정도와 비례한다고 알려져 있고, 항갑상샘과산화효소항체(thyroid peroxidase antibody)도 대부분의 환자에서 증가된다. 정상 갑상샘기능을 나타내는 경우가 많으나, 연령의 증가와 함께 고령의 환자에서는 갑상샘기능저하로 진행하게 되는 경우도 적지않다. 갑상샘스캔은 갑상샘의 미만성 크기 증가

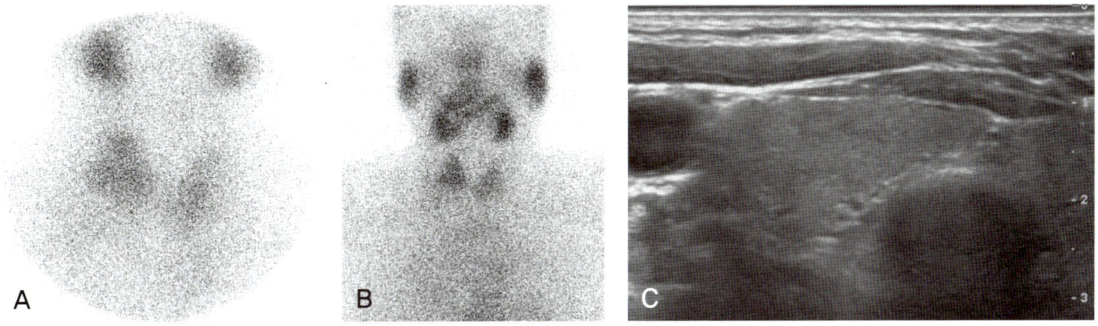

그림 6-11. 만성자가면역성 갑상샘염.

갑상샘스캔(핀홀확대영상(A)과 평면영상(B))에서 갑상샘의 방사능의 불규칙한 섭취가 관찰되며, 갑상샘초음파 영상(C)에서는 다소 거친음영이 보인다.

와 함께 불규칙한 방사능섭취를 나타내는 것이 대표적이나 갑상샘방사성요오드섭취율과 같이 방사성동위원소의 섭취증가, 정상 혹은 섭취감소 소견을 모두 다 나타낼 수 있어 진단에 도움이 되지 않는 경우가 많다. 갑상샘기능저하 혹은 치료가 필요한 갑상샘종이 동반되지 않은 경우는 경과관찰만으로 충분하다. 갑상샘기능저하 발생시에는 갑생샘호르몬 보충이 필요하다.

6.3.5. 갑상샘기능항진증

갑상샘기능항진증(hyperthyroidism)이란 갑상샘에서 갑상샘호르몬이 필요이상으로 만들어져 혈중으로 분비되고, 갑상샘호르몬이 말초조직에서 과잉으로 존재하여, 대사량 증가, 체중감소, 피로감, 전신쇠약, 발한증가, 심계항진, 맥박수 증가, 떨림, 설사, 불안증 등의 갑상샘중독증상(thyrotoxic symptoms)이 동반되는 것을 말한다. 주된 원인으로는 그레이브스병과 중독성단결절성갑상샘종 혹은 중독성다결절성갑상샘종(toxic single nodular goiter or toxic multinodular goiter)을 들 수 있다.

6.3.5.1. 그레이브스병

그레이브스병은 갑상샘자극호르몬수용체(thyroid stimulating hormone receptor; TSH receptor)를 자극하여 갑상샘호르몬 생산을 증가시키는 갑상샘자극항체(thyroid stimulating antibody)에 의한 자가면역질환이다. 갑상샘기능항진의 대부분을 차지하는 원인질환이며, 여자에서 더 빈발한다. 갑상샘호르몬 증가에 의한 갑상샘중독증상 외에 갑상샘종, 그레이브스안병증(Graves' ophthalmopathy), 그레이브스피부병증(Graves' dermopathy)이 함께 발생할 수 있다. 갑상샘종은 양쪽엽 모두에 미만성이며 대칭적으로

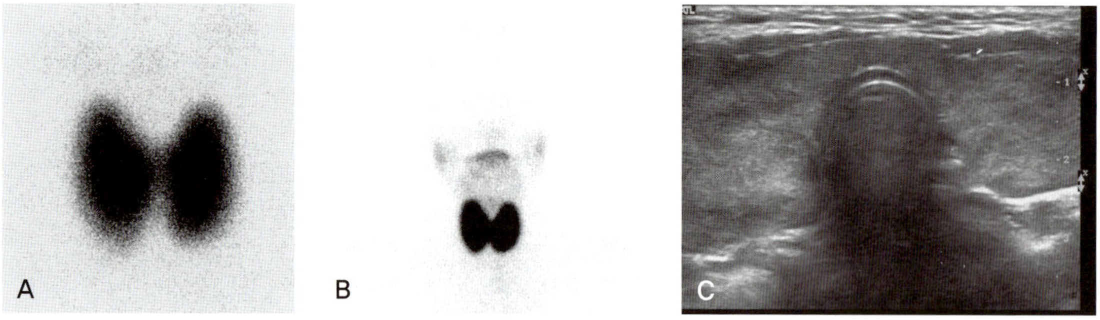

그림 6-12. 그레이브스병.
갑상샘스캔(핀홀확대영상(A)과 평면영상(B))에서 매우 큰 갑상샘양엽에 증가된 방사능섭취가 관찰되며, 갑상샘초음파영상(C)에서 거친음영의 갑상샘비대가 관찰된다.

나타나며, 한쪽엽이 상대적으로 더 크지는 경우도 드물지 않다. 커진 갑상샘으로 혈류증가로 인해 진동(thrills)을 촉진되고 청진시 잡음(bruits)이 동반되나, 일반적으로 갑상샘비대에 의한 압박증상을 일으키지는 않는다. 그레이브스안병증은 외안근과 안와 결체조직의 염증으로 안구이물감, 안검퇴축, 안검부종, 안구돌출, 복시 등 다양한 정도의 증상을 일으킬 수 있으며, 심한 안병증의 빈도는 그레이브스병 환자의 5% 이내지만 안병증의 증상은 30% 이상의 환자에서 나타난다. 그레이브스피부병증은 그레이브스병 환자의 5% 이내에서 발생되는 정도이며, 특징적으로 전경골 부위에 국소적인 점액부종이 발생한다. 혈액검사상 갑상샘호르몬이 증가하고 갑상샘자극호르몬은 감소하며, 병을 발생시키는 원인인 갑상샘자극호르몬수용체자가항체가 검출된다. 방사성요오드섭취율은 증가하며, 갑상샘스캔에는 미만성 갑상샘 크기증가와 방사능섭취증가 소견이 관찰된다. 항갑상샘제를 이용하여 호르몬 생산을 억제하거나, I-131 방사성요오드를 이용하여 갑상샘조직을 파괴하거나, 수술로 갑상샘조직을 제거하여 치료할 수 있다.

6.3.5.2. 중독성결절성갑상샘종

갑상샘호르몬을 생산 및 분비하는 갑상샘여포세포는 뇌하수체로부터 분비되는 갑상샘자극호르몬의 자극에 의해 갑상샘호르몬 생산과 분비의 활성도가 조절된다. 일부 갑상샘결절은 이 뇌하수체-갑상샘 축의 조절을 받지 않고 갑상샘호르몬을 생산 분비하는데, 이를 자율기능성갑상샘결절(autonomous thyroid nodule)이라 부른다. 자율기능성갑상샘결절에서 갑상샘호르몬의 생산 및 분비량이 증가하여 갑상샘중독증을 발생시킬 정도의 많은 량에 이르게 되면, 중독성결절성갑상샘종(toxic nodular goiter)이라고 부른다. 자율기능성갑상샘결절에서 갑상샘호르몬 분비량이 증가함에 따라 뇌하수체에서 갑상샘자극호르몬의 분비가 감소하게 되어, 이는 다시 갑상샘결절을 제외한 정상갑상샘조직의 위축을 불

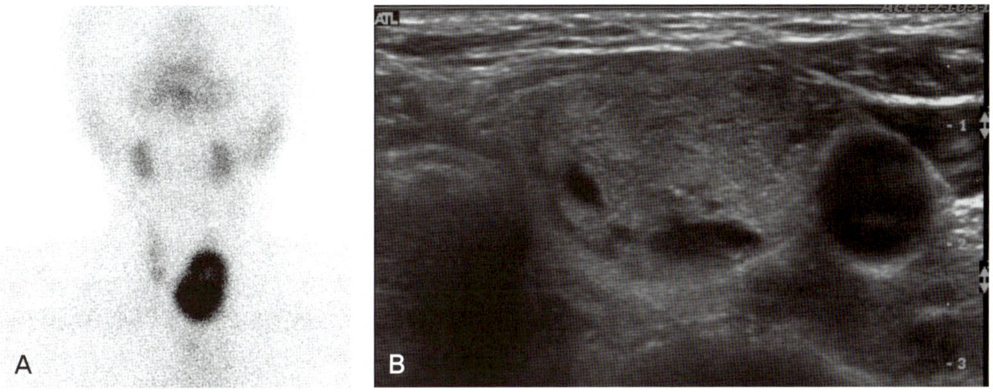

그림 6-13. 중독성결절성갑상샘종.

갑상샘스캔영상(A)에서 갑상샘좌엽에 강한 국소적 섭취증가가 관찰되며, 정상갑상샘조직은 억제되어 방사능섭취가 거의 없다. 갑상샘초음파영상(B)에서 갑상샘좌엽에 중등도음영의 결절이 관찰된다.

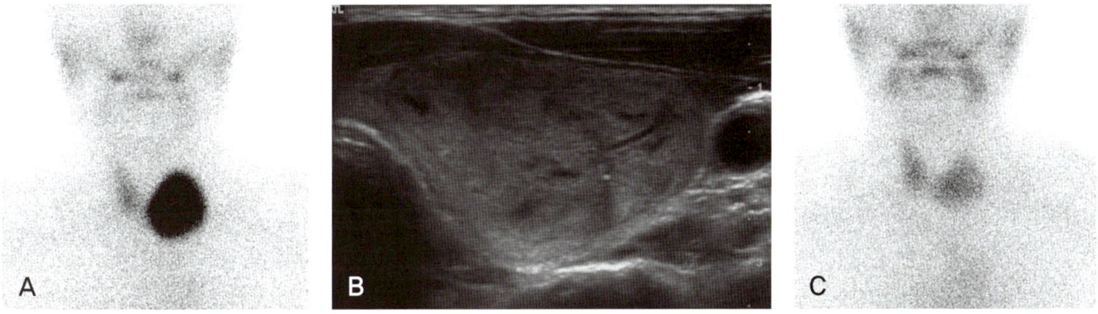

그림 6-14. 중독성 결절성갑상샘종.

초기시행된 갑상샘스캔영상(A)에서 갑상샘좌엽에 강한 국소적 섭취증가가 관찰되며, 정상갑상샘조직은 억제되어 방사능섭취 낮다. 갑상샘초음파영상(B)에서 갑상샘좌엽에 중등도음영의 결절이 관찰된다. 방사성요오드 치료 2개월후 추적관찰 갑상샘스캔영상(C)에서 열결절의 섭취가 정상갑상샘조직정도의 섭취로 감소되었다.

러오게 된다. 자율기능성갑상샘결절에서 생산하는 호르몬이 갑상샘중독증상을 발생시키는 정도로 높아지는 것은 20% 내외로 알려져 있으며, 결절의 크기가 클수록 그 가능성은 높아진다. 갑상샘중독증상은 대부분에서 심하지 않으며, 그레이브스병에서 동반되는 안병증이나 피부병증은 동반되지 않는다. 갑상샘스캔이 매우 중요한 진단적 역할을 하는데 자율기능성결절은 열결절(hot nodule) 소견을 나타낸다. 갑상샘호르몬을 투여하여 내인성갑상샘자극호르몬을 억제후 갑상샘스캔을 반복시행 하면 자율기능성여부를 명확히 판단할 수 있다. 즉 대상성 비후(compensatory hypertrophy)의 경우는 정상갑성샘 조직과 결절조직 모두에서 방사능섭취가 감소하게 되나 자율기능성결절인 경우 정상갑상샘 조직의 방사능섭취가 감소되고 결절에서의 방사능섭취는 유지된다.(그림 5-1)

치료는 증상이 있는 경우만 시행되는데 수술로 자율기능성결절을 제거하거나, 방사성요오드로 자율기능성결절을 제거할 수 있다. 방사성요오드는 결절이 방사능치료에 내성이 있는 점과 결절 이외의 정상갑상샘 조직은 위축되어 있어 방사성요오드의 분포가 많지 않아 방사성요오드치료시 그레이브스병에 비해 고용량을 사용하게 된다.

6.3.5.3. 중독성다결절성갑상샘종

중독성다결절성갑상샘종(toxic multinodular goiter)은 중독성결절성갑상샘종과 동일한 병리생리상태로, 자율기능성갑상샘결절의 개수가 여러개 존재하는 경우이며, 증상은 중독성결절성갑상샘종과 동일하다. 대체로 다결절성갑상샘종을 가지고 있던 환자에서 호발하며, 갑상샘스캔에는 다발성열결절(multiple hot nodules)의 소견을 나타낸다. 수술적치료보다는 시행하기 편리한 방사성요오드를 이용한 치료법이 선호된다.

6.3.6. 갑상샘기능저하증

갑상샘기능저하증(hypothyroidism)은 갑상샘호르몬이 부족하여 전신대사가 감소된 상태로 발병시기에 따라 선천성과 후천성으로, 원인병변의 위치에 따라 일차성(원발성), 이차성, 삼차성으로, 증상여부에 따라 무증상성, 현증으로 나눌 수 있다. 갑상샘자체의 병변에 의하여 갑상샘호르몬 생산에 장애가 발생된 경우를 일차성, 뇌하수체 병변에 의하여 갑상샘자극호르몬 분비가 감소되어 이차적으로 갑상샘호르몬 합성이 감소한 경우를 이차성, 시상하부의 병변에 의하여 thyrotropin 분비호르몬(thyrotropin releasing hormone; TRH)의 분비감소가 발생하고 이로 인하여 갑상샘자극호르몬의 분비가 이차적으로 감소하고, 삼차적으로 갑상샘호르몬의 합성 및 분비가 감소한 경우를 삼차성 갑상샘기능저하증이라 부른다. 뇌하수체와 시상하부의 병변에 의한 갑상샘기능저하증을 중추성 갑상샘기능저하증(central hypothyroidism)이라고 부르기도 한다.

6.3.6.1. 일차성 갑상샘기능저하증

일차성 갑상샘기능저하증(primary hypothyroidism)은 갑상샘을 조절하는 갑상샘자극호르몬은 정상이나, 갑상샘에서 갑상샘호르몬을 합성 및 분비하는데 장애가 발생할 경우를 말한다. 만성자가면역갑상샘염(하시모토 갑상샘염)이 가장 흔한 원인이나, 두경부 외부방사선치료, 방사성요오드치료에 이후 갑상샘조직의 손상, 약제의 의한 일시적 갑상샘호르몬 생성장애 혹은 갑상샘염 유발, 아급성갑상샘염, 무통성갑상샘염 및 산후갑상샘염의 갑상샘기능저하시기, 갑상샘무발생 및 이상발생, 갑상샘암 혹은 두경부암으로 인한 갑상샘전절제술 시행 등 다양한 원인으로 일차성 갑상샘기능저하가 발생된다. 임상소견은

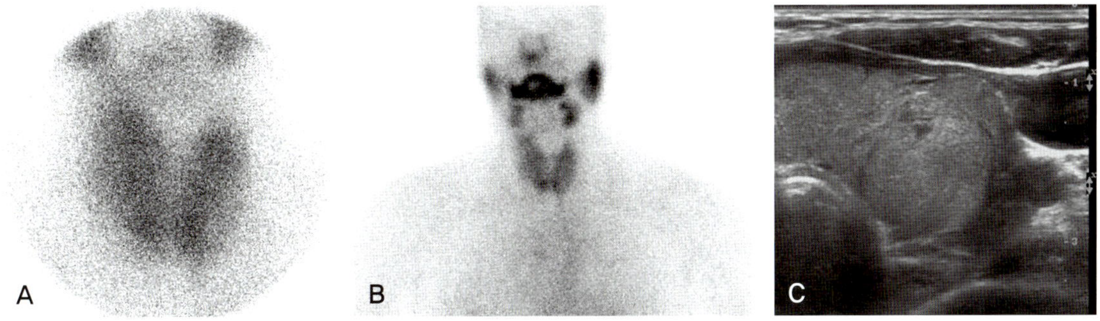

그림 6-15. 자가면역성만성갑상샘염에 의한 갑상샘기능저하증.

갑상샘스캔(핀홀확대영상(A)과 평면영상(B))에서 갑상샘양엽의 크기가 증가하였고 불규칙한 방사능섭취가 관찰되며, 갑상샘초음파영상(C)에서 많은 수의 불규칙한 낮은 음영이 관찰된다.

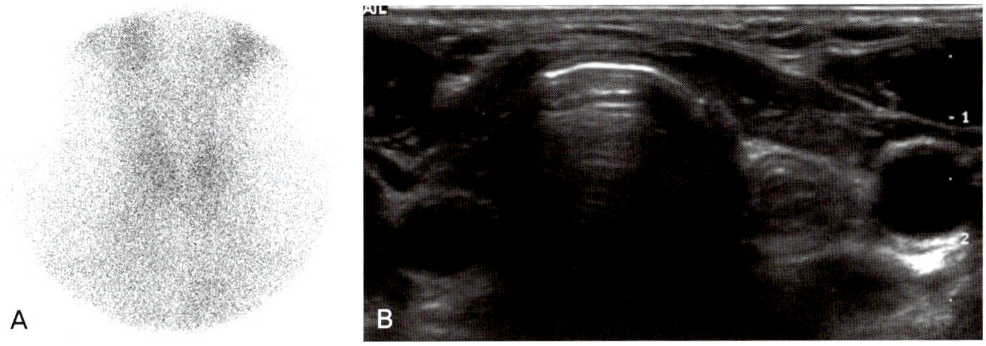

그림 6-16. 방사성요오드치료후 발생한 갑상샘기능저하증.

갑상샘스캔영상(A) 에서 갑상샘이 거의 관찰되지 않으며, 갑상샘초음파(C)에서 갑상샘양엽의 위축되어 작아져 있다.

대사저하로 인한 피로감, 쇠약감, 체중증가, 변비와 추위에 민감해 지고, 동작과 말이 느려지며 맥박수도 감소하게 된다. 글리코사미노글리칸(glycosaminoglycan)의 축적으로 인하여 피부가 거칠고 눈주위 부종, 혀의 비대가 발생되고 목소리도 쉰 목소리를 내게 된다. 그 외에도 심낭삼출, 고혈압, 우울증, 생리출혈량 증가 등의 증상이 발생될 수 있다. 임상증상은 갑상샘기능저하 정도와 기능저하의 진행 속도에 의해 다양하게 나타나는데, 갑상샘기능저하가 서서히 발생한 경우에는 증상이 미약하거나, 혹은 증상을 스스로 인지하지 못하기도 한다. 혈액검사에서 갑상샘호르몬이 감소하고, 갑상샘자극호르몬이 증가하며, 갑상샘스캔의 소견은 원인에 따라 다양하게 나타나는데, 갑상샘기능저하는 만성자가면역갑상샘염에 의한 경우는 미만성 크기 증가와 함께 불규칙한 방사능섭취를 나타내는 것이 대표적이며, 방사성요오드치료 후에 발생한 경우는 갑상샘의 크기가 감소하고, 전반적으로 섭취가 감소하며, 갑상샘 절제술 후 에 발생한 갑상샘기능저하는 갑상샘이 전혀 관찰되지 않는다. 치료는 갑상샘호르몬 보충요법을 시행하는 것이며, 주기적으로 갑상샘호르몬 및 갑상샘자극호르몬을 측정하여 보충하는 갑상샘호르몬양을 조절하는 것이 필요하다.

6.3.6.2. 중추성 갑상샘기능저하증

중추성 갑상샘기능저하증(central hypothyroidism)은 뇌하수체 혹은 시상하부의 질환으로 인하여 갑상샘을 자극하는 갑상샘자극호르몬의 분비가 저하되어 이차적으로 갑상샘에서 갑상샘호르몬의 합성이 감소하여 발생하는 질환이다. 뇌하수체 종양이 가장 흔한 원인이며, 뇌하수체 수술 혹은 출산시 뇌하수체손상, 뇌하수체경색, 뇌하수체 및 시상하부 침범하는 침윤성질환 등도 그 원인이 된다. 혈액검사에서 갑상샘호르몬과 갑상샘자극호르몬이 감소하고, 갑상샘스캔은 특이적이지 못하나, 갑상샘자극호르몬 감소로 인하여 갑상샘의 크기가 감소되고, 섭취가 감소되어 나타날 수 있으며, 동반된 갑상샘질환에 의해 다양한 형태를 보일 수 있다. 치료는 일차성갑상샘기능저하증과 동일하게 갑상샘호르몬을 보충하게 되나, 갑상샘자극호르몬 수치를 이용하여 갑상샘호르몬 보충을 조절할 수는 없다.

6.3.7. 비중독성결절성갑상샘종

갑상샘내에 결절이 있으나, 갑상샘호르몬이 정상범위인 경우를 비중독성결절성갑상샘종(nontoxic nodular goiter)이라고 한다. 결절은 악성결절과 양성결절로 대별할 수 있으며 악성결절은 뒷부분에서 다시 거론하고자 한다. 양성 결절의 종류로는 갑상샘여포세포의 과증식에 의한 과증식결절(hyperplastic nodule), 양성종양결절, 콜로이드결절, 낭성결절, 염증성결절 등이 있다. 또한 결절이 한 개인지 혹은 두 개 이상인지에 따라 단발성과 다발성결절성갑상샘종(single and multiple nodular goiter)으로 나누어 진다. 비중독성결절성갑상샘종의 일부는 자연경과 중 갑상샘호르몬생산에 대한 자율성이 발생하여 갑상샘중독증을 발생시킬 수 있다. 이와 반대로 비기능성다발성결절이 갑상샘조직의 대부분을 차지하게 되면 갑상샘기능저하증을 발생시킬 수도 있으나, 대부분의 환자는 정상 갑상샘기능상태를 나타낸다. 대부분은 증상이 없으나, 결절의 크기가 매우 커 주위의 조직이나 장기를 압박하는 경우 증상이 발생할 수 있다. 갑상샘과 인접한 장기로는 식도와 기관이 있으며, 이 장기들이 압박되면, 연하곤란 및 호흡장애를 발생시킬 수 있으나 그 발생빈도는 매우 낮으며, 환자들은 주로 갑상샘비대로 인한 외관상 문제를 호소한다. 갑상샘기능검사상 정상 갑상샘기능상태를 나타내고, 갑상샘스캔에서는 대부분은 냉결절(cold nodule)을 소견을 보이나 드물게 온결절(warm nodule) 혹은 열결절(hot nodule)로도 나타난다. 자율기능성이 있는 열결절의 대부분도 갑상샘기능이 정상범위인 비중독성결절성갑상샘종에 속한다.

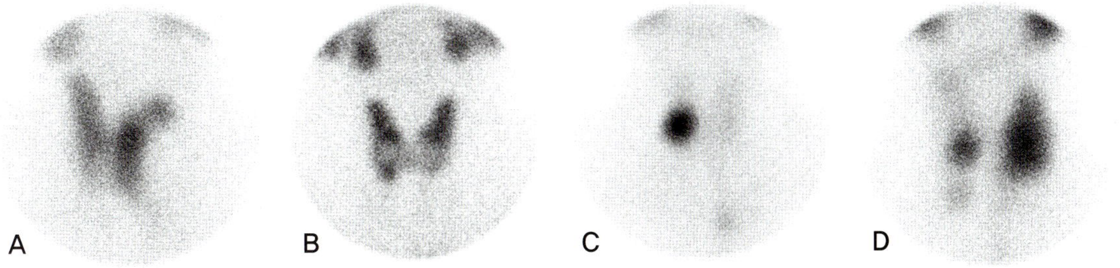

그림 6-17. 비중독성갑상샘결절의 다양한 갑상샘스캔영상 소견.
(A) 단발성냉결절, (B) 다발성냉결절, (C) 단발성열결절 (D) 다발성열결절 등 다양한 형태로 나타날 수 있다.

치료 시행전에 세침흡인세포진검사로 결절의 원인이 악성종양이 아님을 확인하는 것이 매우 중요하며, 치료법은 결절의 원인에 따라 차이가 있으나 대체적인 치료법들은 아래와 같다. 먼저 갑상샘결절의 크기를 감소시키기 위해 갑상샘호르몬 억제요법이 전통적으로 시행되었으나, 효과가 제한적이며, 갑상샘호르몬에 의한 뼈와 심장에 부작용 발생가능성으로 현재는 별로 권장되지 않고 있다. I-131도 갑상샘결절의 크기를 감소시킬 수 있으며, 수술적 요법으로 결절을 제거할 수 있고, 최근에는 고주파, 레이저, 알코올 주입 등 비수술적 중재적 시술로 결절을 파괴하여 그 크기를 줄이는 방법들이 도입되어 있다. 하지만 대부분의 환자는 증상이 없고 외관상으로도 두드러지지 않아, 특별한 치료를 시행하지 않고 주기적인 초음파검사 및 세침흡인세포진검사 통한 추적관찰 정도로도 충분하다.

6.3.8. 갑상샘암

2012년 국가암등록본부 자료에 따르면 갑상샘암은 여성에서 가장 빈번히 발생되는 악성종양이며, 남성에서도 6위의 발생빈도를 차지하는 흔한 악성종양이다. 뿐만 아니라 발생률의 증가속도도 남녀 모두에서 가장 빨리 증가하는 암(남자 25.5%, 여자 24.5%)으로 나타났다. 다행히 갑상샘암의 예후가 좋아 사망률이 낮으나, 악성종양 가운데 남녀를 통틀어 유병자수가 가장 많다. 갑상샘암은 임상적으로 대부분이 우연히 발견된 갑상샘결절을 세침흡인세포진검사를 하여 진단하게 된다. 갑상샘암은 조직학적으로 유두암(papillary thyroid cancer), 여포암(follicular thyroid cancer), 갑상샘수질암(medullary thyroid cancer), 역형성암(anaplastic thyroid cancer)으로 분류할 수 있으며, 그 가운데 유두암의 발생빈도가 가장 높고 그 다음으로 여포암의 발생빈도가 높다. 유두암과 여포암은 갑상샘여포세포에서 발생된 악성종양으로 악성으로 변화되어도 원래 갑상샘여포세포의 특성을 일부 유지하는 분화갑상샘암(differentiated thyroid cancer)으로, 요오드를 세포 내에 포획하는 나트륨요오드공동수송체(sodium iodide symporter; NIS) 발현도 존재한다. 갑상샘수질암은 칼시토닌을 분비하는 갑상샘소포곁C세포(parafollicular C cell)에서 유래하며, 악성으로 변형된 세포도 칼시토닌을 생산하여 혈청 칼시토닌이 증가된 경우가 많다. 역형성암은 분화가 되지 않은 갑상샘암으로 예후가 매우 불량하여 진단된 후 1년 이내에 대부분의 환자가 사망한다.

갑상샘암이 정상갑상샘 조직을 대부분 파괴하지 않은 경우는 정상 갑상샘기능상태를 유지하고 있어 갑상샘기능과 관련된 증상을 일으키지 않고, 종양의 크기가 크지 않은 경우 대부분 증상이 없다. 일부에서는 목 앞부분에 결절로 관찰될 수 있으며, 결절이 커져 주위 조직과 장기를 누르게 되면 이로 인한 압박증상이 발생하게 된다. 식도를 압박하면 연하장애가 발생하고, 기관을 누르면 호흡곤란이 나타나고, 성대를 지배하는 신경을 침범하면 쉰 목소리도 날 수 있다.

Tc-99m pertechnetate 및 방사성요오드를 이용하여 갑상샘스캔을 시행하면, 갑상샘수질암이나 역형성암뿐만 아니라, 나트륨요오드공동수송체가 발현되는 분화유두암과 분화여포암도 대부분 냉결절로 나타난다. 그 이유는 수질암과 역형성암은 나트륨요오드공동수송체의 발현이 없어 Tc-99m pertechnetate와 방사성요오드를 축적하지 못하고, 분화유두암과 분화여포암은 나트륨요오드공동수송체의 발현이 있으나, 주위 정상갑상샘여포세포에 비해서는 그 발현 정도가 낮아 상대적으로 냉결절로 보이게 된다. 정상갑상샘조직을 모두 제거하고 나면, 분화갑상샘암이 다른 조직에 비해 방사성요오드 섭취가 높아 감마카메라 영상에서 쉽게 발견이 된다.

분화갑상샘암의 치료는 갑상샘전절제술, 방사성요오드제거/치료 및 갑상샘호르몬 억제요법을 주로 시행하게 되며 예후는 매우 좋아 5년 생존률이 99%를 상회한다. 하지만 재발률은 20~40%로 낮지 않아 임상적으로 문제가 되며, 소수의 환자는 갑상샘암의 원격전이 등으로 인해 사망에 이르게 되므로 재발에 대한 적절한 평가가 요구된다.

갑상샘소포곁C세포(parafollicular C cell)에서 유래하는 신경내분비종양인 갑상샘수질암은 전체 갑상샘암의 5~10% 이내에서 발생하는 것으로 알려져 있으나 국내의 보고는 발생빈도가 더 낮아 전체 갑상샘암의 1% 내외이다. 예후는 초기의 종양의 침범정도가 중요한 역할을 하며, 생존률은 재발여부과 관련성이 깊다. 수술이 갑상샘수질암의 주된 치료법이다. 역형성암은 수술, 방사선치료, 항암제치료에도 불구하고 예후가 불량하여 대부분의 환자가 조기에 사망하게 된다. 갑상샘수질암과 역형성암은 나트륨요오드공동수송체의 발현이 없어 방사성요오드치료의 적응증이 되지 않는다.

갑상샘암의 핵의학적 치료법에 대하여서는 7 장에서 자세히 다루고자 하며 여기에서는 갑상샘암의 핵의학적영 상법에 대하여 기술하고자 한다.

6.3.8.1. 방사성요오드스캔 영상법

요오드는 나트륨요오드공동수송체가 발현되는 갑상샘조직, 위장조직, 침샘조직 등에 특이하게 축적되는 특성을 가지므로, 방사성요오드를 사용하여 영상을 얻으면 체내의 기능성 갑상샘조직의 분포를 확인할 수 있다. 방사선영상으로는 기능성 갑상샘조직을 특이적으로 영상화 할 수 없으며, 방사선영상에서 비정상적인 부위가 관찰되어도 그 부위가 갑상샘조직으로 확정할 수 없다. 갑상샘여포세포에서 발생한 갑상샘암조직은 암종으로 변화되기 이전의 생물학적특성을 유지하는 경우가 많으며 이를 분화갑상샘암으로 부르며 나트륨요오드공동수송체가 발현되어 요오드가 암세포내로 축적된다.

갑상샘전절제술을 시행 받은 환자에서 갑상샘암의 잔존 혹은 재발을 확인하기 위하여 방서성요오드 핵의학영상을 시행하는데, 방사성요오드 영상의 예민도를 높이기 위해 전처지가 필요하다.

먼저 갑상샘암의 나트륨요오드공동수송체 발현과 I-131 섭취를 높이기 위하여 갑상샘자극호르몬의 혈중 농도를 30 mIU/L 이상으로 높여야 한다. 혈중 갑상샘자극호르몬 농도를 높이는 방법으로는 갑상샘호르몬인 T4 보충을 3~5주간 중지하는 방법과 재조합인간갑상샘자극호르몬(recombinant human thyroid stimulating hormone; rhTSH)를 근육주사를 시행하는 방법이 있다. 갑상샘호르몬 보충을 중지로 발생되는 갑상샘기능저하 증상을 줄이기 위해 T4를 T3로 변경하여 3주간 투여한 이후 2주간 갑상샘호르몬 투여를 완전히 중지하는 방법을 이용할 수 있다. 노령 혹은 뇌하수체 질환 등으로 인하여 갑상샘호르몬 투여를 중지해도 갑상샘자극호르몬 혈중 농도가 높아지지 않는 환자에서는 갑상샘자극호르몬을 외부에서 투여하여야만 한다. 현재 유전자재조합법으로 생산된 인간갑상샘자극호르몬(Thyrogen®, Genzyme)이 생산 판매되고 있으며, 이 약제 0.9mg을 이틀간 연이어 근육주사하면 방사성요오드스캔에 필요한 충분한 혈청 갑상샘자극호르몬 수치에 도달된다.

영상의 예민도를 높이는 두번째 방법은 체내요오드풀의 양을 감소시킴으로써 경구투여된 방사성요오드의 갑상샘암 조직으로의 섭취를 증가시키는 것이다 이를 위해서는 저요오드식이를 시행하여야 하며 요오드가 포함된 방사선영상조영제 및 약제가 체내 흡수되는 모든 상황을 피하여야 한다. 저요오드식이를 위해서는 일반적으로 김, 미역, 다시마와 같은 해조류, 바다 생선, 요오드 포함 소금 등 요오드가 다량 포함된 음식 재료를 피하여 요리를 하여야 하다. 방사선영상에 이용되는 조영제도 다량의 요오드를 포함하고 있으므로 이를 피하여야 한다. 약제 중에도 거담제, 부정맥치료제, 안약 가운데 일부는 요오드 함유량이 많으므로 이를 피하여야 한다. 일부 국소피부 소독제, 구강 세정제 및 질 세정제에도 요오드 함유량이 많으므로 제한이 필요하며, 일부 영양제, 미네랄 보충제, 식사보조제, 건강보조식품에도 요오드 함유량이 많을 수 있으므로 내용물이 명확하지 않은 제품의 사용 및 복용을 제한하여야 한다. 체내 요오드풀을 감소시키기 위한 위의 방법들을 잘 지켜 최종적으로는 24 시간 소변요오드배설량이 50ug이하로 감소되도록 하여야 한다. 요오드가 많은 음식과 약제에 대한 내용은 5장에 기술되어 있다.

방사성의약품으로는 1~5mCi의 I-131 및 I-123이 사용되며, I-131의 경우에는 기절현상(stunning phenomenon)을 피하기 위하여 1~2mCi의 낮은 용량이 선호된다. 영상 획득 시기 및 사용조준기는 I-123을 사용한 경우는 6시간에서 2일 후 저에너지평면조준기(low energy parallel collimator)를 장착하여 영상을 얻으며, I-131를 사용한 경우는 1~3일 후에 고에너지평형조준기(high energy parallel collimator)를 장착하여 영상을 얻는다. 분화갑상샘암으로 갑상샘전절제술후 갑상샘제거 혹은 전이병소치료를 위해 고용량의 I-131을 투여한 경우, 방사성요오드 투여 4~10일에 전신영상을 얻을 수 있다.

영상획득 부위는 전신의 전면상과 후면상을 얻고 의심스러운 부분은 국소영상(spot images)을 얻는다. 필요시 핀홀조준기(pinhole collimator)로 교체하여 확대상을 얻거나, SPECT 영상을 얻으면 더 정확한 결과를 얻을 수 있다. 핀홀조준기영상 획득시에는 위치를 나타내는 표식자(marker)를 이용하면 병변의 정확한 위치판단이 가능하다. 최근에는 SPECT에 CT가 장착된 SPECT/CT카메라가 있어, 방사성요오드가 축적된 병소의 해부학적 특성 및 정확한 위치를 동시에 알 수 있고, 이러한 CT의 해부학적 정보는 방사성요오드스캔의 해석에 큰 도움이 되어 더욱 정확한 진단이 가능해진다.

영상의 판독은 이학적 검사 및 병력을 숙지하여 시행하는 것이 필요하다. 정상적으로 요오드 축적이 있는 침샘, 구강, 위점막, 방광, 장관 위치를 제외한 섭취병소를 비정상적 섭취로 판단한다. 그러나, 침, 소변, 땀 등으로 인한 방사능의 오염을 주의하여야 하며, 방사성요오드가 축적될 수 있는 다양한 양성질환의 가능성에 주의하여야 한다. (10장 참조)

6.3.8.2. I-123/I-131 MIBG 영상법

갑상샘수질암의 생존률은 불완전한 종양절제 혹은 재발여부과 강한 연관성이 있어, 수술전 종양의 범위파악과 조기 재발발견이 예후에 매우 중요하다. 갑상샘수질암의 일부는 guanethidine 유사체인 MIBG(metaiodobenzylguanidine)을 섭취한다. 영상진단 예민도에 제한이 있어 널리 이용되지는 않지만, 혈청 칼시토닌의 증가가 있어 재발이 의심되나, 해부학적영상으로 병소가 국소화되지 않는 환자에서는 I-123 혹은 I-131 MIBG 영상이 종양을 국소화하는데 도움이 된다.

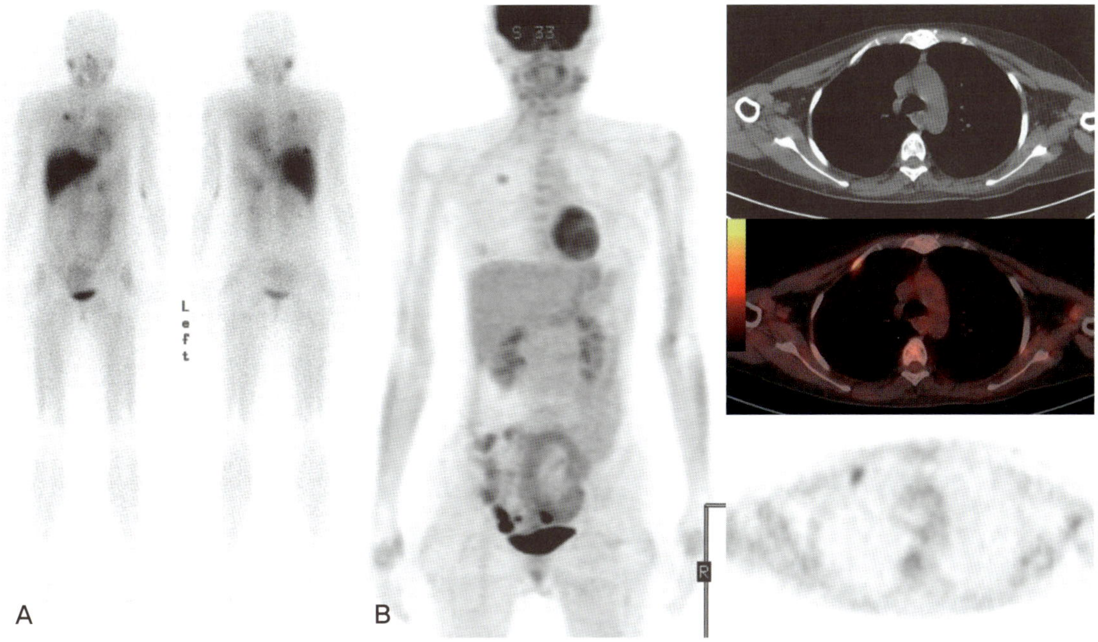

그림 6-18. 갑상샘수질암.
I-131 MIBG스캔(A)에서 다발성 전이병소가 관찰되며, 전이병소 가운데 우측 2번 늑골에 발생한 뼈전이병소는 F-18 FDG PET/CT(B)에서도 명확히 관찰된다.

6.4. 그외 갑상샘질환 관련 핵의학영상법

6.4.1. F-18 FDG PET, PET/CT 및 PET/MRI

F-18 FDG PET는 악성종양의 진단, 병기판정, 재발평가, 예후예측 등에 널리 이용되는 영상법이다. 하지만 갑상샘암의 진단에는 예민도가 높지 않아 일상적으로 이용되지 않는다. 분화갑상샘암에서 F-18 FDG PET의 확립된 적응증은 방사성요오드스캔에서는 병소가 발견되지 않으나, 혈청 갑생샘글로불린이 높아 잔류갑상샘암 혹은 재발이 강하게 의심되는 경우이다.

갑상샘암에서 방사성요오드섭취와 FDG섭취가 서로 상이하게 나타난다는 것이 여러 연구자에 의해 보고되어 있다. 즉 분화갑상샘암은 방사성요오드를 섭취하는 특성을 가지고 있다가, 악성도가 증가해 가면서 방사성요오드 섭취능이 잃어버리는 대신에 포도당대사가 증가되어 FDG 섭취능이 증가하게 되는데, 이를 플립플롭현상(flip-flop phenomenon)이라고 한다. 이러한 현상으로 인하여 분화도가 높은, 방사성요오드 축적능이 유지되어 있는 분화갑상샘암은 F-18 FDG PET에 영상화되지 않을 수 있으나, 갑상샘여포세포가 가지는 생물학적 특성을 잃어버린 방사성요오드를 축적하지 못하는 악성도가 높은 갑상샘

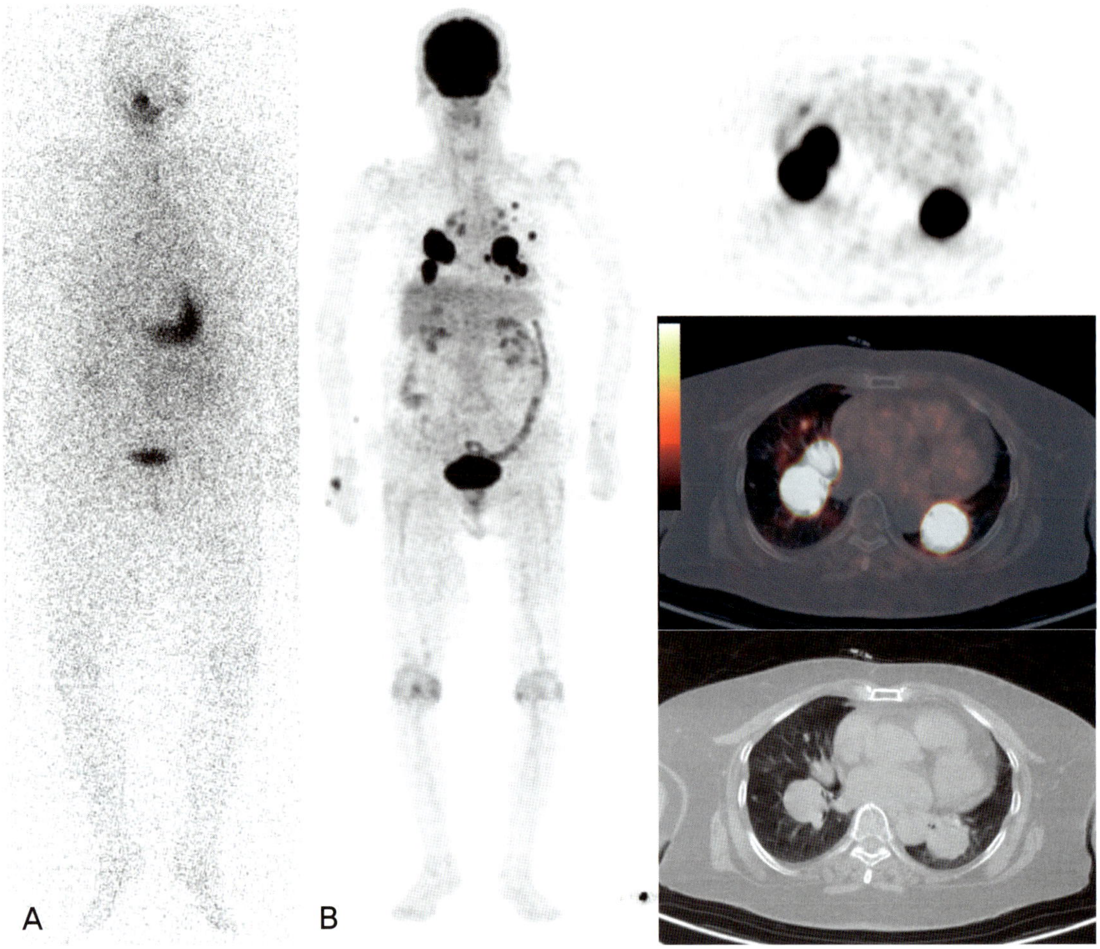

그림 6-19. 탈분화된 갑상샘암.
(A) 방사성요오드전신스캔에서는 전이병소가 관찰되지 않으나, (B) F-18 FDG PET/CT에서 다발성폐전이가 관찰되었다.

암은 F-18 FDG PET 영상에서 관찰될 가능성이 높다. 따라서 혈청갑생샘글로불린 농도가 높아 갑상샘암의 재발이 의심되지만 방사성요오드전신영상에서 종양이 발견되지 않는 환자에서는 F-18 FDG PET을 시행하면, 전이병소를 발견할 가능성이 높다.

F-18 FDG PET은 종양을 탐색에는 뛰어난 성능을 보이나, 해부학적 정보제공에 약하다는 단점을 가진다. 이를 극복하기 위해 현재 CT나 MRI가 융합된 PET/CT 혹은 PET/MRI 장비가 널리 이용되고 있다. 이러한 융합장비는 CT 혹은 MRI 영상으로 해부학적 정보를 동시에 제공하으로 PET 영상에서 포도당대사가 증가된 종양병소의 해부학적 특성과 위치를 알게 해주어, 핵의학 혹은 해부학적인 단독영상에 비해 진단정확도가 더 높다.

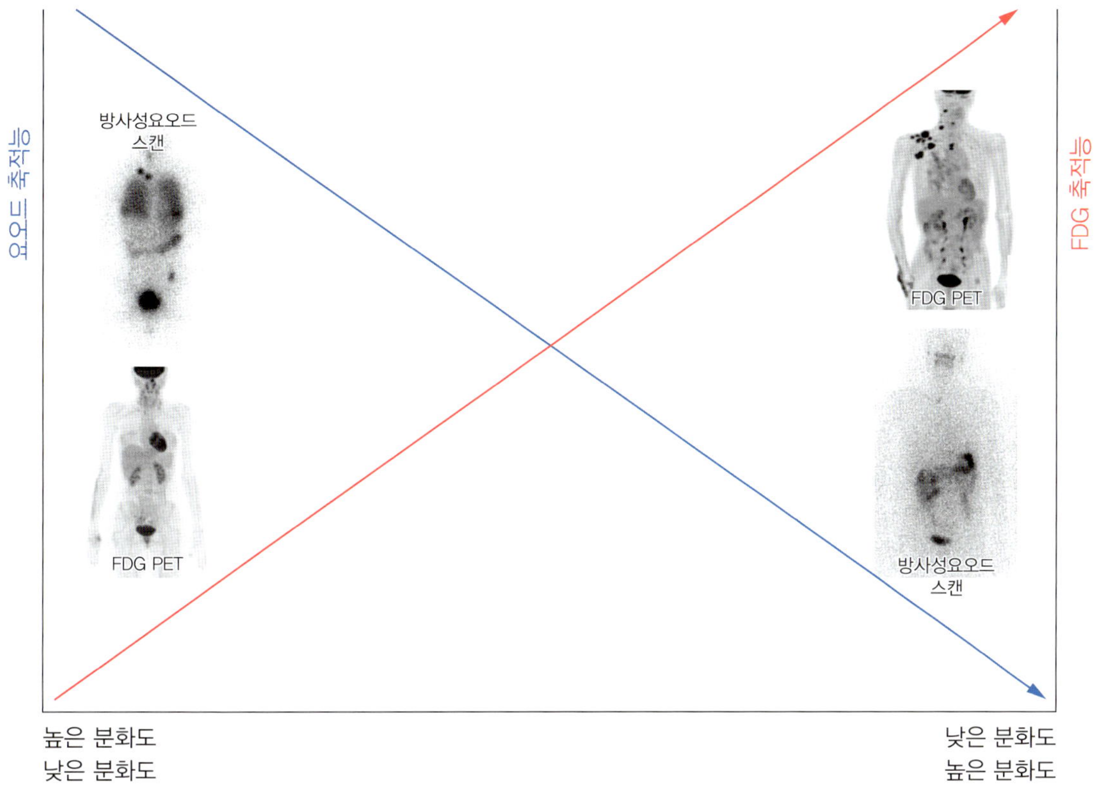

그림 6-20. 플립플롭현상(flip-flop phenomenon).
분화도가 높은 갑상샘암(왼쪽)은 방사성요오드는 섭취하나 FDG의 섭취는 낮고, 탈분화된 갑상샘암(오른쪽)은 방사성요오드 섭취능은 소실되지만 FDG 축적능이 발생한다. 오른쪽으로 이동할수록 예후가 나빠진다.

6.4.2. 기타 종양스캔

Tl-201과 Tc-99m MIBI는 비특이적으로 악성종양에 축적이 일어나므로 갑상샘암을 포함한 다양한 종류의 악성종양을 영상화하는데 이용할 수 있다. 분화갑상샘암을 방사성요오드로 영상화하기 위해서는 저요오드식이 및 갑상샘자극호르몬의 상승이 필요하나, Tl-201과 Tc-99m MIBI 영상시에는 이러한 전처치없이 영상을 얻을 수 있다는 장점이 있다. 혈청 갑생샘글로불린 농도가 상승하여 갑상샘암의 재발이 의심되는 환자에서 갑상샘여포세포에서 유래한 갑상샘암이 분화도가 낮아져 방사성요오드가 축적되지 않아 방사성요오드 영상에서 관찰되지 않는 종양을 국소화 하는데 특히 유용하다. 현재는 F-18 FDG PET/CT가 이러한 상황에서 재발병소의 국소화 좋은 성적을 내고 있어, Tl-201과 Tc-99m MIBI를 이용한 감마카메라 영상법은 빈번히 시행되지 않으나, PET/CT가 설치되지 않은 기관에서는 시도해 볼 수 있는 핵의학적 영상검사법이다.

옥트레오타이드(octreotide)는 소마토스타틴과 유사한 약물학적 특성을 가진 8개의 아

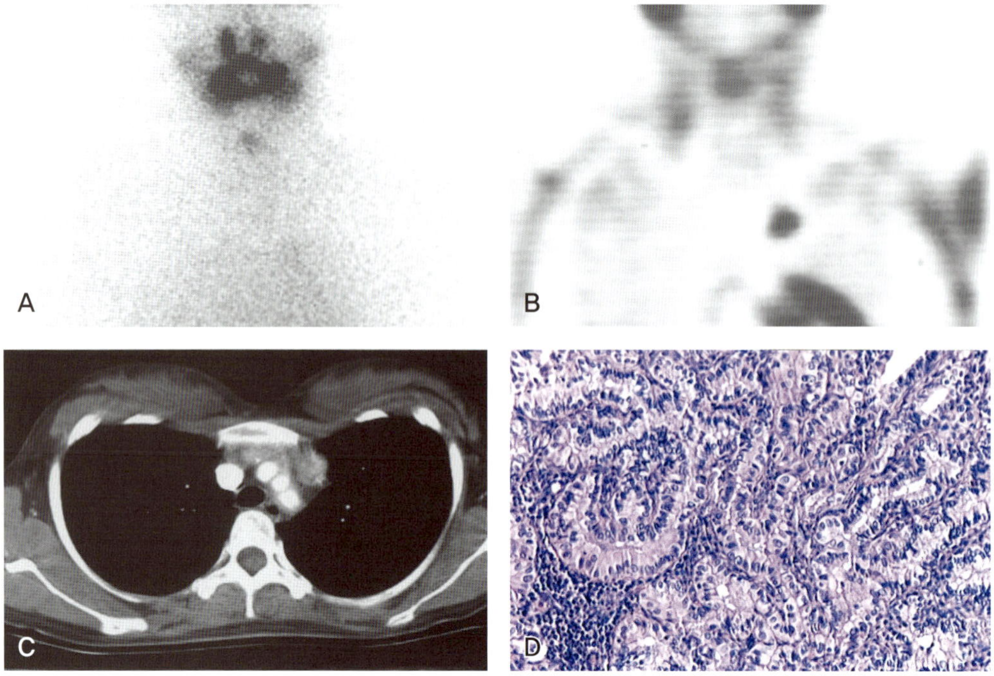

그림 6-21. 탈분화된 갑상샘암.

(A) 방사성요오드스캔에서는 병소과 관찰되지 않으나, (B) Tc-99m MIBI 스캔에서 종격동내 국소적 섭취가 관찰되었고 (C) CT에서 조영증강이 잘되는 종격동내 림프절이 관찰되었다. (D) 수술로 제거된 림프절에서 갑상샘유두암 전이가 확인되었다.

미노산으로 구성된 펩타이드로 소마토스타틴 수용체 2번 및 5번과 강하게 결합한다. In-111을 표지한 octreotide를 이용하면 이러한 수용체가 과발현된 신경능(neural crest) 유래 종양을 영상화 할 수 있다. 갑상샘수질암도 In-111 octreotide로 37~75% 발견할 수 있다고 보고되어 있다.

6.4.3. 뼈스캔

갑상샘암의 원격전이병소로는 폐와 뼈가 가장 빈발하는 장기이며, 뼈전이를 검색하는데 뼈스캔을 이용할 수 있다. 뼈스캔은 핵의학영상에서 가장 많이 시행되는 검사가운데 하나로, 특이적이지는 않으나, 뼈에 발생한 병병을 조기에 발견할 수 있는 민감한 영상검사법이며, 전신골격을 한꺼번에 평가할 수 있다는 장점을 가진다. 방사성의약품으로는 인산염제가 사용되는데, HEDP(hydroxyethylene diphosphonate), MDP(methylene diphosphonate), HMDP(hydroxymethylene diphosphonate) 등을 Tc-99m pertechnetate에 표지하여 사용한다. 전이병소는 국소적 섭취증가소견을 나타내며 다발성전이병소가

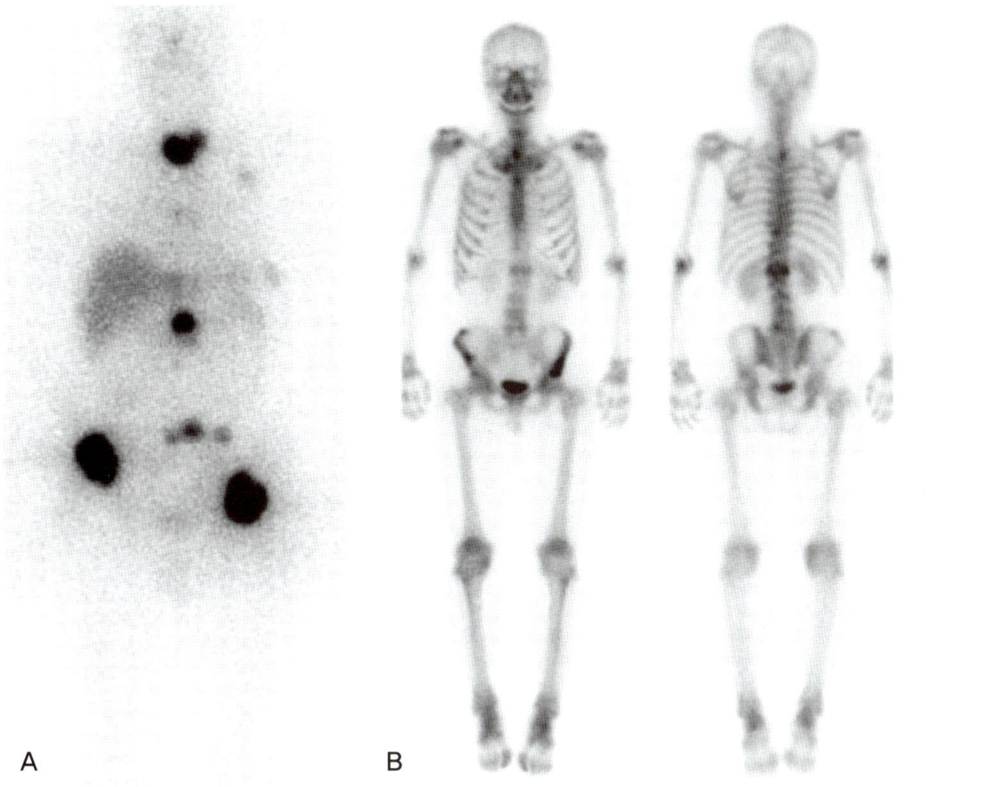

그림 6-22. 갑상샘암 뼈전이.
(A) 방사성요오드전신스캔에서 다발성 전이병소가 관찰되며, (B) Tc-99m HEDP뼈스캔에서도 다발성 뼈전이 병소(양쪽 장골능선, 경추, 흉추 및 요추)에 방사능 축적이 관찰된다.

발견되기도 한다. 뼈전이가 호발하는 부위는 축골격(axial skeleton), 두개골(skull), 근위부 장골(proximal long bone)등 적색골수가 존재하는 위치이다. 최근에는 F-18 NaF를 이용한 PET/CT로 뼈전이를 검색하는 방법도 시행되고 있다.

6.4.4. 전초림프절 핵의학영상

전초림프절영상(sentinel node imaging)은 악성종양 수술시 고식적인 림프절절제술을 시행하는 대신에 림프절절제범위를 최소화함으로써 수술합병증을 최소화 하기위해 시행되는 검사법이다. 이는 악성종양의 림프절전이가 발생할 때 일반적으로 원발종양부위에 근접해 있는 전초절림프절에 가장먼저 전이가 발생되는 원리를 이용한다. 먼저 종양내 혹은 종양주위에 방사성콜로이드를 주사하여 전초림프절을 영상화하여 위치를 파악하고, 이를 절제하여 전이여부를 판단한다. 전초림프절에 종양전이가 없으면 다른 림프절에도 전이가 없을 가능성이 매우 높으므로, 원발종양부위의 제거로 수술을 종결한다. 유두상

갑상샘암은 림프계를 따라 주위 림프절로 전이를 일으키므로, 전초림프절영상으로 전초림프절의 조직학적 검사를 시행하면 불필요한 예방적 림프절절제술을 피할 수 있다. 수술시 감마프로우브(gamma probe)를 이용하면 전초림프절 여부를 수술장에서 쉽게 확인할 수 있다.

참고문헌

1) 2010년 국가암등록통계, 중앙암등록본부, 2012년 12월 27일.(http://www.cancer.go.kr/mbs/cancer/jsp/album/gallery.jsp?spage=1&boardId=31817&boardSeq=179615&mcategoryId=&id=cancer_050207000000#)

2) Ahn BC. Nuclear thyroidology. RCA/UNDP training course; promotion and accelerating nuclear SPECT/PET imaging technologies in the region. 2011.

3) Ahn BC. Chapter 1. Physiologic and false positive pathologic uptakes on radioiodine whole body scan Gholamrezanezhad A. 12 Chapters on Nuclear Medicine. Rijeka: InTech, 2011.

4) Important Moments in the History of Nuclear Medicine, Historical timeline. Resource center in SNM website. (http://interactive.snm.org/index.cfm?PageID=1107)

5) Procedure Guidelines of Thyroid Scintigraphy Feb 1999, Practice Management. Webpage of Society of Nuclear Medicine (http://interactive.snm.org/index.cfm?PageID=772)

6) Ziessman A, O'Malley JP, Thrall JH. The requisites; Nuclear Medicine. 3rd ed. Elsevier. 2006.

7) Society of Nuclear Medicine Procedure Guidelinefor Scintigraphy for Differentiated Papillary and Follicular Thyroid Cancer Webpage of Society of Nuclear Medicine, Approved September 5, 2006 (http://interactive.snm.org/index.cfm?PageID=783)

8) Castellani MR, Seregni E, et al. "MIBG for diagnosis and therapy of medullary thyroid carcinoma: is there still a role?" Q J Nucl Med Mol Imaging 2008;52:430-40.

9) Lee SW, Lee J, Lee HJ, Seo JH, Kang SM, Bae JH, Ahn BC. Enhanced scintigraphic visualization of thyroglossal duct remnant during hypothyroidism after total thyroidectomy: prevalence and clinical implication in patients with differentiated thyroid cancer. Thyroid. 2007;17:341-6.

10) Hong CM, Ahn BC, Jeong SY, Lee SW, Lee J. Distant metastatic lesions in patients with differentiated thyroid carcinoma. Clinical implications of radioiodine and FDG uptake. Nuklearmedizin. 2013;52:121-9.

chapter 07 갑상샘질환의 핵의학적 치료법

방사성동위원소를 이용한 치료방법이 일부 갑상샘질환에서는 매우 뛰어난 효과를 가지며, 몇몇 질환은 방사성동위원소를 이용한 치료가 최선의 치료방법이 되기도 한다. 핵의학의 시작도 방사성동위원소를 이용한 갑상샘질환의 치료로 시작되었다고 볼 수 있다. 1940년도 초반부터 방사성요오드를 이용한 갑상샘암 및 갑상샘기능항진 치료가 시작되었으며, 1946년 방사성동위원소의 의학적이용을 합법화하는 원자력법령의 발효와 함께 원자력의학(atomic medicine)이 시작되었고, 시간이 흐르면서 핵의학(nuclear medicine)으로 발전되었다.

방사성요오드치료는 갑상샘기능항진증의 치료법 가운데 임상에서 널리 이용되는 방법 가운데 하나이며, 현재 미국에서 갑상샘기능항진으로 진단받은 환자의 70% 가량이 방사성요오드치료를 시행받고 있다. 분화갑상샘암에서 고용량방사성요오드치료법은 현재 수술 및 갑상샘호르몬 억제요법과 함께 주된 치료법의 하나로 자리잡고 있다. 갑상샘소포곁C세포(parafollicular C cell)에서 기원한 갑상샘수질암은 MIBG(metaiodobenzylguanidine)를 축적하는 특성을 가져, 베타선을 방출하는 I-131 MIBG를 이용하면 수술로 모든병소를 제거하기 어려운 다발성전이를 동반한 난치성갑상샘수질암의 치료에 적용할 수 있다. 또한 다발성뼈전이를 동반하는 갑상샘암은, 뼈전이 병소에 축적되는 Sr-89와 같은 베타선방출방사성핵종으로 치료할 수 있다.

7.1. 갑상샘기능항진증 방사성요오드치료법

갑상샘기능항진증(hyperthyroidism)은 갑상샘중독증(thyrotoxicosis) 가운데 갑상샘에서 비정상적으로 갑상샘호르몬이 과다합성되어 혈액으로 방출되어 발생되는 질환으로, 그레이브스병 및 중독성결절성갑상샘종(toxic nodular goiter)이 주된 원인이다.

7.1.1. 그레이브스병의 방사성요오드치료

그레이브스병은 항갑상샘제를 이용한 약물치료, 갑상샘절제술 및 방사성요오드치료가 주로 이용되고 있다. 아시아와 유럽에서는 약물치료가 많이 이용되나, 미국에서는 방사성요오드치료가 가장 많이 이용된다.

아래와 같은 환자는 방사성요오드치료를 선택하는 것이 좋다.

1) 조기에 임신을 계획하고 있는 환자 (방사성요오드치료 후 4~6개월이 지난 후 갑상샘호르몬이 정상화된 후 임신할 수 있음)
2) 수술 위험성을 높이는 동반질환을 가진 환자
3) 이전에 갑상샘수술 혹은 방사선치료를 받은 병력을 가진 환자
4) 항갑상샘제 치료에 금기증을 가진 환자

아래와 같은 환자는 방사성요오드치료가 금기시 된다.

1) 임신 혹은 수유중인 환자
2) 갑상샘암이 동반되어 있거나 혹은 가능성이 있는 환자
3) 6개월 이내에 임신 계획을 가진 환자
4) 방사성요오드치료후 방사선안전에 관련된 지시사항을 지키기 어려운 환자

아래와 같은 환자가 방사성요오드치료를 선호한다.

1) 수술 이외의 방법으로 재발되지 않는 완벽한 치료를 원하는 환자
2) 항갑상샘제에 의한 부작용 경험을 절대 원치 않는 환자
3) 치료후 갑상샘기능저하로 평생동안 갑상샘호르몬 복용에 거부감이 없는 환자

7.1.1.1. 방사성요오드치료의 전처치

가임기 여성환자에서는 방사성요오드치료 48시간 전에 임신여부를 검사하여, 방사성요오드를 투여하기 전 임신상태가 아님을 반드시 확인하여야 한다.

방사성요오드치료에 의한 갑상샘기능항진 악화시 위험성이 높은 환자는 방사성요오드 투여 전에 베타차단제를 투여하여야 하고, 필요시 항갑상샘제를 미리 투여하는 것이 유용하다. 특히 고령의 환자나, 유리 T4 값이 정상의 2~3배 이상으로 높거나, 극심한 갑상샘중독증상이 있거나, 갑상샘중독에 의한 위험성을 높이는 질환을 동반한 환자의 경우 이러한 전처치가 필요할 수 있다. 항갑상샘제는 방사성요오드 투여 3~5일전에 중지하여야 하

며 방사성요오드 투여 3~7일 후 다시 투여가 가능하다. 하지만 항갑상샘제는 방사성요오드치료의 효과를 감소시킬 수 있어, 일부전문가들은 항갑상샘제 전처치는 장점보다는 단점이 많다고 주장하며 이에 대하여 반대 입장을 표명하고 있다.

특이한 식이법이 전처치로 요구되지는 않으나, 안정요오드가 다량으로 포함된 해산물 혹은 요오드 포함 비타민의 섭취는 피하는 것이 도움이 되며, 갑상샘요오드섭취율이 낮은 환자에서는 저요오드식이를 시행하는 것이 유용하다.

7.1.1.2. I-131 용량결정

투여하는 방사성요오드용량은 갑상샘기능저하를 유도할 수 있는 만큼 충분히 투여하는 것이 권장된다. 그레이브스병에서 방사성요오드치료 목표는 갑상샘기능을 정상으로 회복시키는 것이 아니라, 갑상샘기능저하 상태로 만들어 갑상샘기능항진을 완전히 해결하는 것이다.

투여용량은 경험적으로 정해진 용량을 투여하거나, 갑상샘을 크기 및 요오드섭취율을 구하여 갑상샘이 일정한 흡수선량을 받도록 투여 방사성요오드량을 계산하는 방법이 있다. 경험적 용량으로는 대체적으로 10~15mCi 정도의 방사성요오드를 투여하는 것이 일반적이다. 방사성요오드 투여량을 계산하는 식은 아래와 같다.

$$\text{투여용량 (uCi)} = \text{갑상샘무게(g)} \times \frac{\text{50~200uCi}}{\text{g}} \times \frac{1}{\text{24 hour RAIU(\%)}}$$

갑상샘의 무게는 CT 혹은 갑상샘 SPECT 영상으로도 추정이 가능하나, 초음파영상 혹은 임상의사의 촉진으로 결정하는 것이 주로 이용된다. 갑상샘 조직 g당 50~200uCi를 투여할 수 있으나, 갑상샘기능저하를 유발하기 위해서는 갑상샘 조직 g당 150uCi 이상의 I-131 투여가 필요한 것으로 생각되고 있다.

7.1.1.3. I-131 투여후 처치

방사성요오드를 투여 받으면 방사성요오드가 환자의 체내에 일정시간 머무르게 되므로, 이로 인하여 환경과 주변 사람들에게 피폭을 일으키게 된다. 또한 방사성요오드의 일부는 체외로 방출되어 환경을 오염시킬 수 있다. 피폭과 방사능오염을 최소화하고 위하여 환자에게 주의사항을 제공하고 교육하여야 한다.

방사성요오드를 투여받은 환자로에게는 가족과 주위 이웃의 방사선피폭을 최소화하기 위해, 타인과의 접촉시간을 최소로 하고 가능한 먼 거리에서 접촉하도록 교육한다. 특히 방사선피폭량은 거리의 제곱에 반비례하므로, 환자와 거리를 두고 접촉하면 방사선피폭을 획기적으로 줄일 수 있다.

또한 방사성요오드는 침, 땀, 소변, 대변 등으로 배출되므로, 개인 위생을 철저히 함으로써 주변인에 대한 방사선피폭 및 오염을 감소시킬 수 있다. 키스 등 체액이 전해질 수 있는 긴밀한 접촉은 피하고, 식기나 옷, 수건을 타인과 함께 사용하지 않아야 한다. 대소변 후 두세차례 정도 씻어 내리고 손도 깨끗이 씻는다. 다른사람의 음식을 준비하지 않도록 하고, 꼭 필요한 경우 일회용 비닐장갑을 착용하고 음식조리를 하여야 한다.

대체로 일주일간 이러한 주위사항을 지키도록 권하고, 특히 임산부나 어린아이와 접촉하는 경우 더욱 조심하여야 한다. 주위 사람들에게 자신의 몸에서 방사선이 방출됨을 사전에 알려놓는 것이 도움이 된다.

방사성요오드를 투여받은 대부분의 환자에서 임상적으로 치료가 필요한 정도의 심한 부작용이 나타나지 않는다. 투여된 방사성요오드가 갑상샘여포세포에 방사선 손상을 일으켜, 치료 수일후 일시적으로 갑상샘부위에 염증이 발생하여 부종과 압통이 발생될 수 있는데, 필요한 경우 항염증제로 처치할 수 있다. 갑상샘여포세포의 손상과 이로 인한 갑상샘호르몬의 일시적인 방출 증가로 인하여, 갑상샘중독증상이 방사성요오드투여 일주일 정도 후에 나타날 수 있는데, 임상적으로 치료를 필요로 하는 경우는 많지 않다. 적절한 전치치시 갑상샘중독증위기(thyrotoxic crisis) 발생은 거의 없으며, 대부분 베타차단제 투여만으로 증상이 호전되나 필요시 항갑상샘제 및 무기요오드의 투여가 필요할 수 있다.

7.1.1.4. I-131 치료후 경과관찰

갑상샘의 크기, 갑상샘기능검사, 임상증상 등의 변화를 파악함으로써 방사성요오드치료의 효과를 판단할 수 있다. 대부분의 그레이브스병 환자는 방사성요오드 투여 4~8주 이내 갑상샘기능이 정상화되고 갑상샘중독증상이 소실된다. 갑상샘기능저하가 4주 이내에 발생할 수 있으나, 대부분은 2~6개월 정도에 발생한다. 갑상샘기능상태, 임상적증상, 이학적소견 등을 바탕으로 하여 갑상샘호르몬 보충요법의 시작시기를 결정하고, 갑상샘호르몬 투여량은 유리 T4(free T4)를 기준으로 하여야 한다. 갑상샘기능항진증이 소실된 후에도 갑상샘자극호르몬은 한달이상 억제되어 있을 수 있어 해석에 주의를 요한다. 일부 그레이브스병 환자는 방사성요오드치료로 갑상샘기능저하상태에 도달하더라도 일정시간이 경과한 후 갑상샘기능이 정상화되거나 원래와 같이 갑상샘기능항진상태로 복귀하기도 한다.

한번의 방사성요오드치료로 그레이브스병이 완치되지 않으면, 6개월 정도후 재치료를 시행할 수 있다. 만약 방사성요오드치료효과가 거의 없으면 3개월 후에도 재치료를 시도할 수 있다.

7.1.1.5. 소아와 청소년에서 방사성요오드치료

일부 의료인들은 악성종양의 발생가능성 등으로 인해 소아에서의 방사성요오드치료를 꺼려하지만, 과거와 달리 그레이브스병을 가진 소아에서 방사성요오드치료가 더 이상 금기로 받아들여지지 않고 있다. 특히 일부의 소아는 항갑상샘제에 심각한 부작용이 있고, 수술을 받기에 적절한 상태가 아니어서 방사성요오드치료를 할 수 밖에 없는 경우도 있다.

소아의 그레이브스병 치료는 1~2년간의 항갑생샘제 투여가 일차적인 치료법이나, 이러한 약물요법으로 장기간의 관해를 유지하는 환자는 소수에 불과하다. 5세미만에서는 방사성요오드치료를 시행하지 않으나, 5세 이상에서는 그레이브스병 치료에 방사성요오드를 이용 할 수 있다.

7.1.2. 중독성갑상샘결절의 방사성요오드치료

중독성결절성갑상샘종(toxic nodular goiter)은 항갑상샘제를 이용한 약물치료 보다는 갑상샘절제술 혹은 방사성요오드치료가 권장되고 있다. 그레이브스병과는 달리 방사성요오드치료후 갑상샘기능저하가 발생하지 않고 정상갑상샘기능을 유지하는 빈도가 높다.

아래와 같은 환자는 방사성요오드치료를 선택하는 것이 좋다.

1) 고령의 환자
2) 동반된 중증질환이 있는 환자
3) 전경부에 흉터 혹은 과거 갑상샘 수술병력을 가진 환자
4) 독성결절의 크기가 작으나, 요오드 섭취가 높은 환자

아래와 같은 환자는 방사성요오드치료가 금기시 된다.

1) 임신 혹은 수유중인 환자
2) 갑상샘암이 동반되어 있거나 혹은 가능성이 있는 환자
3) 6개월 이내에 임신 계획을 가진 환자
4) 방사성요오드치료 후 방사선안전에 관련된 지시사항을 지키기 어려운 환자

아래와 같은 환자가 방사성요오드치료를 선호한다.

1) 수술과 입원을 원하지 않고, 수술합병증에 대한 두려움이 높은 환자

2) 빠른 치료효과를 원하고, 치료후 정상갑상샘기능을 원하는 환자

7.1.2.1. 방사성요오드치료의 전처치

가임기 여성의 환자에서는 방사성요오드치료 48시간 전에 임신여부를 검사하여, 방사성요오드를 투여하기전 임신상태가 아님을 반드시 확인하여야 한다. 중독성다결절성갑상샘종의 악성빈도가 10% 내외로 비중독성다결절성갑상샘종의 악성 빈도와 유사하게 보고되고 있어, 방사성요오드치료전에 악성결절이 아님을 명확히 확인하여야 한다.

방사성요오드치료에 의한 갑상샘기능항진 악화시 이에 따른 부작용 발생에 의한 위험성이 높은 심장질환이 동반되어 있거나, 중증의 갑상샘기능항진 상태 혹은 고령의 환자는 방사성요오드 투여전에 베타차단제 및 필요시 항갑상샘제를 미리 투여하는 것이 유용하다. 하지만 항갑상샘제는 갑상샘호르몬을 감소시켜 갑상샘자극호르몬을 높일 수 있고, 이 상태에서 방사성요오드가 투여되면 결절 외의 정상갑상샘 조직에도 방사성요오드가 축적되어 치료후 갑상샘기능저하 발생 가능성이 높아지므로 세심한 주의가 필요하다.

7.1.2.2. I-131 용량 결정

투여하는 방사성요오드 용량은 한번의 치료로 갑상샘기능항진을 경감시킬 수 있을 만큼 충분히 투여하는 것이 권장된다. 중독성결절의 방사성요오드치료는 갑상샘기능항진증과는 달리 갑상샘기능저하로 변화시키는 것이 목표는 아니다.

투여용량은 경험적으로 정해진 용량을 투여하거나(10~20mCi), 갑상샘의 크기 및 요오드섭취율을 이용하여 갑상샘이 일정한 흡수선량을 받도록 투여 방사성요오드량을 계산하는 방법이 있다. 대체적으로 그레이브스병보다 더 많은 량의 방사성요오드를 투여하는 경향이 있어, 계산식으로 방사성요오드 투여량을 결정하는 경우, 중독성결절 g당(24시간 방사성요오드섭취율로 보정한) 150~200uCi의 I-131이 이용되고 있다.

7.1.2.3. I-131 투여후 처치

투여된 방사성요오드는 환자 체내에서 일정시간 머무르게 되므로, 환자주위의 사람들의 피폭을 최소화하고 또한 체외로 방출되는 방사성요오드에 의한 환경의 방사성오염을 최소화하기 위하여, 환자와 보호자에게 주의사항을 제공하고 교육도 함께 실시하여야 한다.

중독성갑상샘결절 환자의 대부분은 방사성요오드 투여로 임상적으로 치료가 필요한 정도로 심각한 부작용은 나타나지 않는다. 방사성요오드 투여는 갑상샘여포세포에 방사선

손상을 일으키므로 치료 수일 후 일시적으로 갑상샘부위의 염증으로 부종과 압통이 발생될 수 있으며 필요한 경우 항염증제로 처치할 수 있다. 빈도가 낮지만 갑상샘부위의 부종과 동반된 경부압박감, 호흡곤란, 천명(stridor) 등의 증상이 나타나면, 세심한 관찰이 필요하며 필요시 부신피질호르몬을 이용한 치료를 시행할 수 있다.

갑상샘호르몬을 과량 생산하던 중독성결절에 세포독성을 가진 방사성요오드의 축적으로 결절내 갑상샘여포세포의 급성손상이 발생하고, 일시적으로 갑상샘호르몬의 혈액내 방출이 증가할 수 있다. 이로 인하여 갑상샘중독증상이 악화될 수 있으나, 임상적으로 치료를 필요로 하는 경우는 많지 않다. 적절한 전치치시 갑상샘중독증위기(thyrotoxic crisis) 발생은 거의 없으며, 대부분 베타차단제 투여만으로 증상이 호전된다.

7.1.2.4. I-131 치료후 경과관찰

방사성요오드 투여 1~2개월후 갑상샘기능검사를 시행하여 치료효과를 평가하고, 갑상샘기능이 안정화 될 때까지 1~2개월 간격으로 갑상샘기능상태를 지속적으로 추적관찰하여야 한다. 갑상샘기능이 정상화 되면 매년 갑상샘기능검사를 시행하며, 방사성요오드치료 6개월후에도 갑상샘기능항진 상태로 유지되는 경우 방사성요오드로 재치료를 시행할 수 있다.

7.2. 분화갑상샘암 방사성요오드치료법

분화갑상샘암의 방사성요오드치료는 핵의학의 시작과 함께 되는 역사적인 치료법이며, 1942년 뉴욕의 Montefiore 병원에서 Samuel Seidlin에 의해 시행된 이후로 현재까지 널리 사용되고 있다. 갑상샘암의 전형적인 치료법은 외과적 수술을 통하여 갑상샘암과 정상갑상샘조직을 최대한 절제한후 방사성요오드를 이용한 갑상샘제거/치료술을 시행하고, 이어서 갑상샘호르몬을 이용한 억제요법을 시행하는 것이다. 이러한 전형적인 치료법의 효과가 좋아 현재 갑상샘암의 5년 생존률이 한국에서는 99.8%에 이른다. 하지만 일부의 환자에서는 위의 세가지 치료법에 반응하지 않거나 혹은 치료반응이 낮아, 외부방사선치료, 항암제치료, 고주파절제, 화학색전술 및 표적치료 등을 시도하고 있으나, 치료효과가 높지 않아 제한적으로만 사용한다.

방사성요오드 갑상샘제거/치료술 시행과 관련된 전처치 방법, 방사성요오드 치료용량 등에 대하여 전문가 사이에 이견이 존재하지만, 현재 한국에서 갑상샘암환자의 치료에 임하는 임상가에 의해 비교적 널리 인정되고 있는 방법과 원칙에 대하여 기술하고자 한다.

특히 미국갑상선학회에서 2009년 권고한 지침서와 2010년 대한갑상샘학회에서 권고한 지침서를 기반으로 정리하고자 한다.

7.2.1. 분화갑상샘암의 방사성요오드제거술 및 치료술의 근거

분화갑상샘암의 방사성요오드치료는 갑상샘에서 유래된 갑상샘암 조직이 갑상샘여포세포와 같이 나트륨요오드공동수송체(sodium iodide symporter; NIS)를 발현하여 요오드를 축적하는 생물학적 특성을 가지는 것에 기반한 치료법이다. 즉, 갑상샘암 조직도 정상 갑상샘조직처럼 요오드 축적능을 가지므로, 소금에 포함된 안정요오드(stable iodine; I-127)와 화학적으로는 동일하나 원자핵이 불안정하여 베타선을 방출하여 세포를 사멸시킬 수 있는 방사성요오드(radioiodine; I-131)를 투여하면, 수술후 잔존갑상샘암을 제거할 수 있다.

분화갑상샘암 수술후 방사성요오드의 투여목적은 정상갑상샘 잔류조직을 제거(remnant ablation)하고, 또한 숨겨진 혹은 밝혀진 갑상샘암 잔류병소(adjuvant therapy 및 cancer treatment)를 동시에 치료하기 위해서이다. 갑상샘절제술 후 방사성요오드투여에 의한 임상적효과는 오하이오대학의 Ernest Mazzaferri 교수가 1500명이 넘는 갑상샘암환자를 40년 이상 추적관찰한 대규모의 임상연구에서 명확해졌다. 그는 갑상샘절제술을 시행받은 갑상샘암환자에서 방사성요오드치료가 재발률과 사망률을 감소시키는 것을 1994년부터 수차례 보고하였는데, 이러한 연구결과가 바탕이 되어 갑상샘절제술 후 방사성요오드치료는 갑상샘암에서 필수적인 치료법의 하나로 자리매김하게 되었다. 분화갑상샘암환자에서 갑상샘절제술후 방사성요오드치료가 임상적 효과를 발휘하는 이유는 아래와 같다. 첫째, 수술후에 잔존한 미세암병소를 제거하는 역할을 한다. 둘째, 정상갑상샘 잔류조직을 완전히 제거함으로써 향후 갑상샘암 재발평가에 시행될 혈청 갑상샘글로불린 및 방사성요오드스캔의 암재발 평가성능을 높여준다. 셋째, 정상갑상샘 잔류조직을 완전히 제거함으로써 향후 갑상샘호르몬 투여중지시 갑상샘자극호르몬의 수치를 충분히 높게 해준다. 이는 갑상샘암 조직의 방사성요오드 섭취를 돕게 된다. 넷째, 빈도가 높지는 않지만 몇몇 환자에서는 수술후 방사성요오드치료에서 갑상샘암의 폐전이 혹은 뼈전이가 처음으로 발견된다. 다섯째, 향후 갑상샘암으로 진행될 가능성이 있는 갑상샘조직을 미리 제거한다. 이러한 다섯가지 기전을 통하여 갑상샘절제술후 방사성요오드투여는 분화갑상샘암 환자의 예후를 좋게할 수 있다.

7.2.2. 분화갑상샘암의 방사성요오드제거술 및 치료술의 대상

갑상샘절제술을 받은 많은 갑상샘암 환자가 방사성요오드를 투여 받고 있으나, 방사성요오드에 의한 부작용과 저위험군 환자에게 낮은 효용성으로 인하여, 갑상샘절제술을 받은 모든 갑상샘암 환자에서 방사성요오드제거술이 권고되지는 않는다. 미국 갑상샘학회가 2009년에 임상연구 결과자료를 기반으로 하여 방사성요오드제거술 및 치료술이 도움이 될 수 있는 갑상샘암 환자군을 계층화하여 방사성요오드치료를 권고하였다.(표 7-1)

표 7-1. 갑상샘전절제술후 방사성요오드제거술/치료술 시행여부결정(2009 미국갑상선학회 권고안)

병기	소견	방사성요오드 치료시 예상되는 임상적 효과			방사성 요오드 치료권고	의학적 증거 충분도
		사망률감소	재발감소	정확한 병기판정 및 추적관찰용이		
T1	1cm 이내, 갑상샘내 한정 다발성 미세소암	없음	없음	있음	비권고	++
	1–2cm, 갑상샘내 한정	없음	상반된 연구결과	있음	선택적 권고	–
T2	2–4cm, 갑상샘내 한정	없음	상반된 연구결과	있음	선택적 권고	+
T3	4cm 초과					
	45세 초과	없음	상반된 연구결과	있음	권고	++
	45세 이하	있음	있음	있음	권고	++
	크기와 나이와 상관없이 갑상샘피막침범	없음	부족한 연구결과	있음	선택적 권고	–
T4	육안적갑상샘주위침범	있음	있음	있음	권고	++
Nx,N0	림프절전이 없거나 무증명	없음	없음	있음	비권고	–
N1	45세 미만	없음	상반된 연구결과	있음	선택적 권고	+
	45세 이상	상반된 연구결과	상반된 연구결과	있음	선택적 권고	+
M1	원격전이	있음	있음	있음	권고	+++

* 선택적권고는 연구결과가 상반되거나, 충분하지 않아 방사성요오드 투여를 권고하거나 비권고하기 적당하지 않은 갑상샘암상태로, 예후불량인자(조직이 tall cell, insular 혹은 columnar형 이거나, 혈관에 암세포침범 등)를 포함하는 일부환자에서는 방사성요오드투여가 임상적효과를 얻을 수 있을 것으로 예상됨.

대한갑상선학회에서는 아래와 같은 소견이 관찰되는 환자에게 방사성요오드제거술/치료술을 권고하고 있다.

1) 원격전이
2) 육안적으로 관찰되는 종양의 갑상샘주위조직으로 침윤
3) 4cm 초과 원발종양
4) 원발종양의 크기가 4cm 이하이더라도 림프절 전이가 있거나, 갑상샘피막을 침범하였거나, 재발에 대한 중간위험 혹은 고위험 특성을 가진 경우 (표 7-2)

원발종양의 크기가 1cm 미만이고 주위 침윤, 림프절 및 원격 전이가 없는 경우 방사성요오드제거술이 권고되지 않는다. 비록 원발종양이 다발성이라도 모든 종양의 크기가 1cm 미만이면 방사성요오드제거술을 권고하지 않을 수 있다.

유두상갑상샘암 외의 조직형(여포상갑상샘암, Hurthle세포갑상샘암)은 고위험도암으로 간주되어 방사성요오드제거술이 권고되는 편이다. 하지만 혈관침범이 없는 미세여포상갑상샘암은 갑상샘절제술만으로도 예후가 매우 좋은편이라 방사성요오드 투여 없이 경과관찰이 가능하다.

방사성요오드제거술/치료술은 요오드축적능력을 가지는 분화갑상샘암에서만 시행되며, 요오드축적능력이 없는 역형성암 혹은 갑상샘수질암에서는 시행되지 않는다.

표 7-2. 재발에 대한 위험도 분류 (2010 대한갑상선학회 권고안)

분류	소견
저위험군	1) 국소 또는 원격전이가 없고, 2) 수술로 육안적병소가 모두 제거되었으며, 3) 주위 조직으로 침윤이 없고, 4) 나쁜예후를 갖는 조직형(키큰세포 변이종, 원주형세포변이종, 미만성경화 변이종, 고형변이종)이 아니며, 5) 방사성요오드제거술 이후에 시행한 첫번째 치료후 방사성요오드전신스캔에서 갑상샘부위 외에는 섭취가 없는 경우
중간위험군	1) 수술후 병리조직검사에서 갑상샘주위 연조직으로 현미경적 침윤 소견이 있거나, 2) 중앙 림프절전이가 있거나, 방사성요오드갑상선제거술후 방사성요오드전신스캔에서 갑상선부위 외에 섭취가 있는 경우, 3) 원발종양이 나쁜 예후를 갖는 조직형이거나, 혈관 침범 소견이 있는 경우
고위험군	1) 종양이 육안적으로 주위 조직을 침범하였거나, 2) 종양을 완전히 제거하지 못하였거나, 3) 원격전이가 있거나, 4) 방사성요오드 전신스캔 소견에 비하여 혈중티로글로불린 농도가 높은 경우

7.2.3. 방사성요오드제거술 및 치료술의 전처치

성공적인 방사성요오드제거술/치료술을 위해서 저요오드 식이와 혈청 갑상샘자극호르몬 증가가 선행되어야 한다.

저요오드식이는 체내 요오드 풀을 낮춤으로써 향후 투여될 방사성요오드의 정상 혹은 악성 갑상샘조직에 섭취를 높이고자 시행된다. 저요오드식이는 대체로 방사성요오드 투여 전 2주간 시행되는데, 요오드가 많이 포함된 김, 미역, 다시마를 포함한 해조류, 생선, 유제품을 피하여야 하며 일반 소금에도 소량의 요오드가 포함되어 있으므로 섭취를 줄여야 한다. 한국인의 식생활에 주된 반찬인 김치, 된장, 고추장 등이 모두 적지 않은 소금을 포함하고 있어 제한하게 되는데, 이로 인해 저요오드식이를 힘들어하는 환자가 많다. 최근에는 요오드 함량이 매우 낮은 무요오드소금이 시중에 판매되고 있어 가정에서 자신의 식성에 맞게 조리해서 먹을 수 있게 되었다. 또한 요오드가 포함되지 않은 무요오드소금을 이용하여 조리한 저요오드음식이 판매되고 있어, 저요오드식이 시행이 과거에 비해 용이하여 졌다. 음식뿐만 아니라 몇몇 약제, 소독제, 방사선영상조영제 등에 요오드가 다량 포함되어 있어 주의를 요한다. 이러한 저요오드처치의 목표는 24시간 소변요오드배설량이 50ug이하로 감소될 정도로 체내요오드풀을 감소시키는 것이다.

표 7-3. 저요오드식이를 위한 허용 및 금지 음식.

	허용	금지
소금	무요오드 소금	일반소금, 요오드화 소금
과일 및 채소	무가공 과일 및 채소	인공감미료가 포함된 과일 및 채소 인공 색소가 포함된 과일 및 채소 통조림으로 된 것
해산물	없음	다시마, 미역, 김, 생선, 조개 등
유제품	없음	우유, 치즈, 요구르트, 버터, 아이스크림, 우유가 포함된 초콜릿
육류	무가공 육류	조리된 것 혹은 통조림화 된 것
달걀	흰자	노른자
곡류	쌀, 보리 등	
음료	콜라, 커피, 사이다, 과일주스	우유가 포함된 음료 색소 (붉은색 red dye #3) 포함된 음료

* 가공된 음식재료는 생산자에 따라 요오드를 포함할 수 있으며, 항상 제품정보를 확인하여 저요오드식이에 합당함을 확인하여야 한다.

표 7-4. 요오드를 포함하고 있는 약제 등의 권고 투여중지기간.

약제	중기기간
Amiodarone	3~6 개월
복합비타민	6 주
Lugol 액 SSKI (potassium iodide solution)	6 주(투여량에 따라 중지기간이 더 필요할 수 있음)
방사선영상조영제	3 ~ 6 개월(요오드함량에 따라 차등)
점안액 및 소독약 (요오드가 포함된 약제)	6 주
진해 거담제 (요오드가 포함된 약제)	2~ 4 주

* 투여중지기간은 약제가 가진 요오드함량 및 총투여량 등을 고려하여 조정하여야 한다.

방사성요오드가 갑상샘여포세포 혹은 악성갑상샘조직에 섭취되는 양을 높이기 위해, 방사성요오드 투여전에 혈청 갑상샘자극호르몬의 농도를 30mU/L 이상으로 충분히 높여야 한다. 티록신(Thyroxine; T4)을 복용중인 환자의 경우는 3주 이상 티록신의 투여를 중지하거나, 티록신을 티로닌(triiodothyronine: T3)로 바꾸어 2~4주간 투여한 후 2주간 중단하고 방사성요오드를 투여할 수도 있다. 효능기간이 짧은 티로닌을 투여하는 방법은 갑상샘호르몬 투여중지기간을 최소화함으로써, 갑상샘기능저하증으로 인한 환자의 불편을 감소시키고 상승된 갑상샘자극호르몬으로 인한 갑상샘암 조직의 증식을 줄이기 위해서이다. 갑상샘호르몬 투여를 중지하지 않고도 혈청 갑상샘자극호르몬을 높일 수 있는 재조합 인간갑상샘자극호르몬(recombinant human TSH, rhTSH, Thyrogen®, Genzyme)이 주사제로 개발되어 이를 사용 할 수 있다. 이는 갑상샘호르몬 투여중지에 의한 여러가지 부작용을 피할 수 있을 뿐만 아니라, 잔존 정상갑상샘조직이 많거나 혹은 뇌하수체 전엽의 이상으로 갑상샘자극호르몬이 상승되지 않는 환자에게는 필수적인 처치방법이다. 현재의 의료보험급여 규정에서는 방사성요오드제거술/치료술에 1회에 한하여 이용가능하나, I-131용량이 100mCi이하에서만 급여를 하고 있다. 비싼가격으로 인하여 비급여로 널리 이용하기는 쉽지 않다.

7.2.4. 방사성요오드 투여용량의 결정

방사성요오드의 투여용량은 경험적으로 정해진 고정된 용량을 투여하는 경험적고정용량법(empirical fixed dose method)과 진단적 방사성요오드 전신스캔을 이용하여 갑상샘암 병소의 흡수 선량평가를 구하거나, 혹은 골수에 흡수선량을 구하여 개별 환자에 맞춘 용량을 투여하는 도지메트리방법(dosimetric method)이 있다. 현재까지 연구결과로는 도

지메트리방법을 이용한 용량결정이 경험적고정용량보다 더 우수하다는 증거가 없다. 또한 경험적고정용량법은 단순하여 시행하기 편리하여, 대부분의 기관은 경험적고정용량법을 이용하여 방사성요오드의 투여용량을 결정한다. 경험적고정용량법은 기관 혹은 진료의사에 따라 조금씩 다른 용량을 투여하고 있으나, 국내에서는 대체적으로 100~200(300) mCi의 방사성요오드가 많이 이용된다. 용량은 환자의 임상상태에 따라 차등하여 결정되는데, 갑상샘암이 갑상샘내에 국한되어 있고, 림프절 전이가 없는 경우 100mCi 정도가 주로 사용되며, 원격전이가 있는 증명된 경우는 200mCi 이상의 용량이 사용된다. 소아는 성인에 비해 적은 양의 방사성요오드를 투여하는데, 나이에 따라 조절하지 않고, 체표면적 혹은 체중을 감안하여 조정하는 방법을 주로 사용한다(표 7-5).

표 7-5. 소아에서의 방사성요오드 용량 조정표

투여용량 (성인용량의)	20%	40%	60%	80%	100%
체표면적 (m^2)	0.4	0.8	1.2	1.4	1.7
체중 (kg)	10	25	40	55	70

위에 언급된 바와 같이 100mCi 이상을 이용한 방사성요오드가 주로 투여되지만, 30mCi 초과하여 방사성요오드를 환자에게 투여하기 위해서는 원자력법령에 따른 방사선 차폐가 가능한 특수 치료병실의 설치가 필수적이다. 방사성요오드치료를 위한 특수병실이 구비되지 않은 병원에서는 30mCi의 방사성요오드를 이용하여 외래에서 치료를 시행하지만, 고용량 방사성요오드 투여를 하는 것에 비하여 효과가 제한적이라고 받아들여지고 있다.

7.2.5. 약물을 이용한 방사성요오드치료 효과 증강

리치움(lithium)은 갑상샘에서 요오드섭취를 방해하지 않으면서 갑상샘여포세포 및 갑상샘암에서 요오드방출을 저해하여 정상갑상샘조직 및 갑상샘암에서 방사성요오드의 잔류시간을 높인다. 하지만 리치움투여에 따른 치료효과증가가 유의하지 않은 경우가 많아, 실제로 임상에서 이용되는 경우는 드물다.

갑상샘암 조직의 탈분화로 인하여 방사성요오드가 섭취되지 않는 갑상샘암에서는 재분화유도로 악성종양내 방사성요오드축적을 회복시키기 위해 비타민 A(retinoic acid)를 투여하기도 하나, 반응율이 30% 정도로 낮아 일부 환자에서만 제한적인 효과를 나타낸다. 최근에는 MAP(Mitogen-activated protein) kinase1과 2의 저해제인 selumetinib을 이용한

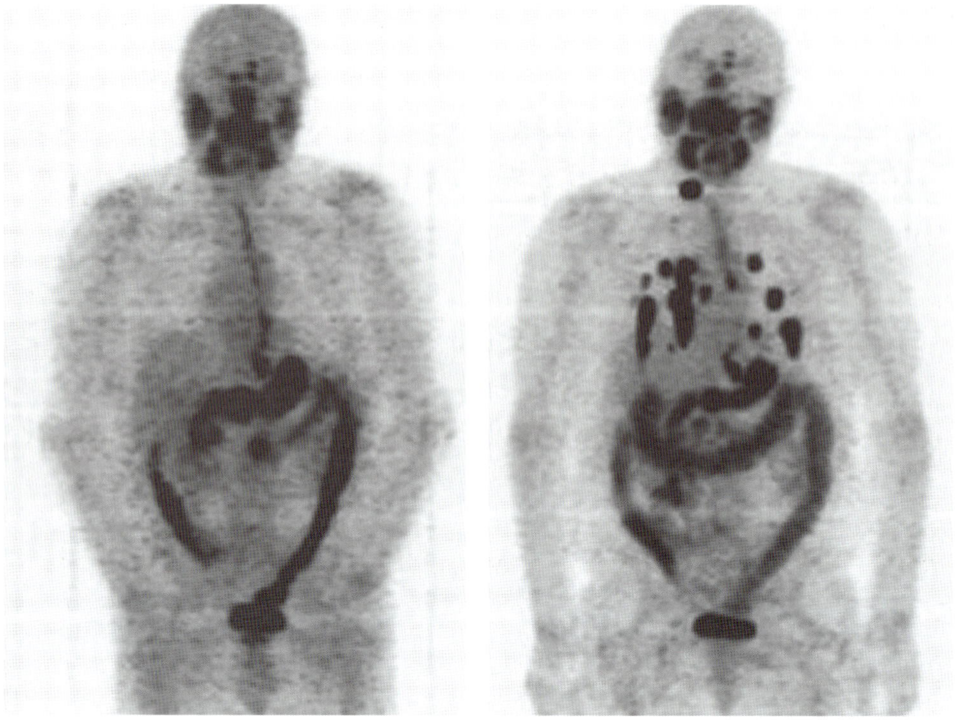

그림 7-1. 다발성원격전이를 가진 갑상샘암환자이나 갑상샘암의 탈분화로 인하여 I-124 PET상 원격전이병소에 방사성요오드 섭취가 관찰되지 않는다. Selumetinib 150mg 을 4주간 투여한 후 시행한 I-124 PET에는 전이병소에 방사성요오드축적이 회복되어 관찰된다. (출처: Ho et al. N Engl J Med. 2013;368:623-32.)

갑상샘암의 재분화시도가 있었는데, 갑상샘암의 방사성요오드섭취 개선효과가 높아 현재 활발한 연구가 진행중이다.

7.2.6. 방사성요오드 투여 후 주의 사항

투여된 방사성요오드는 환자 체내에서 일정시간 머무르게 되므로, 환자주위 사람들의 방사선피폭을 최소화하고 또한 체외로 방출되는 방사성요오드에 의한 환경의 방사성오염을 최소화하기 위하여, 환자와 보호자에게 주의사항을 제공하고 이와 함께 교육도 실시하여야 한다.

방사성요오드를 투여받은 환자로 부터 가족과 주위 이웃의 방사선피폭을 최소화하기 위해 환자와 접촉시간을 최소로 하고 가능한 먼 거리에서 접촉하도록 교육한다. 특히 방사선피폭량은 거리의 제곱에 반비례하므로, 거리를 두고 환자와 접촉하면 방사선피폭을 획기적으로 줄일 수 있다. 또한 방사성요오드는 침, 땀, 소변, 대변 등으로 배출되므로, 개인

위생을 철저히 함으로써 주위 사람들에게 방사선피폭 및 오염을 감소시킬 수 있다. 키스를 포함한 체액이 전해질 수 있는 긴밀한 접촉을 피하고, 식기나 옷, 수건을 타인과 함께 사용하지 않아야 한다. 대소변 후 변기통을 두 차례 정도 씻어 내리고 손도 깨끗이 씻는다. 타인을 위하여 음식을 준비하지 않도록 하고, 꼭 필요한 경우 일회용 비닐장갑을 착용하고 요리하여야 한다. 대체로 2주일간 이러한 주위사항을 지키도록 권하고, 함께 취침, 영화관람, 여행 등과 같이 옆의 사람에게 근거리에서 장기간 방사선피폭을 일으킬 수 있는 활동을 하지 않도록 권한다. 특히 임산부나 어린아이와 접촉하는 경우 더욱 조심하여야 하며 자신의 몸에서 방사선이 방출됨을 주위 사람들에게 미리 알려두는 것이 도움이 된다.

7.2.7. 방사성요오드제거술 및 치료술의 부작용

방사성요오드치료법의 부작용이 임상적으로 문제가 되는 경우는 많지 않으나, 수일 혹은 수주 내에 발생되는 급성부작용과 수개월 에서 수십년 이후에 발생되는 만성부작용으로 크게 대별할 수 있다.

급성부작용으로는 전경부 및 안면부 종창, 미각감소, 혀의 통증, 위장장애, 방사선타액선염, 종양 부종으로 인한 정상장기 압박, 급성 골수억제 등이 있으며, 만성부작용으로는 불임, 구강건조증, 폐섬유화, 이차암 발생 등이 있다. 급성합병증 및 만성합병증의 발생가능성을 줄이기 위하여 방사성요오드의 체내 잔류시간을 감소시키기 위해 많은 양의 물을 섭취하고, 침샘내의 방사능 배출을 증가시킬 수 있는 새콤한 맛을 내는 사탕, 비타민C 등을 많이 섭취하도록 권장된다. 최근에는 침샘마사지도 도움이 될 수 있다는 보고가 있다. 급성부작용은 특별한 조치 없이 대부분 1~2주 이내에 회복이 되나 필요한 경우 비스테로이드성 소염제를 포함한 대증요법을 위한 약제가 사용되기도 한다. 만성부작용 역시 사용하는 방사성요오드 투여용량의 조절 혹은 약제의 투여 등을 통하여 발생 빈도을 최소화하는 노력이 진행중이다. 불임문제를 회피하기 위해 방사성요오드치료 전에 정자 혹은 난자를 시험관에 보관하는 방법도 시행 될 수 있으나 일반적이지는 않다. 다양한 급만성 부작용이 발생될 수 있으나, 갑상샘암의 재발률 감소와 생존율의 증가로 인한 이득이 크므로, 방사성요오드치료를 시행하는 것을 주저할 필요는 없다. 방사성요오드치료가 향후 태아에 영향을 미칠 수 있어, 임신을 고려하여야 하는 연령대의 환자에서는 고용량방사성요오드치료 후 남성의 경우 6개월, 여성의 경우 1년 이상의 피임을 권고하여야 한다. 최근에는 이 기간도 남성의 3개월, 여성 6개월 정도로 짧아지고 있다.

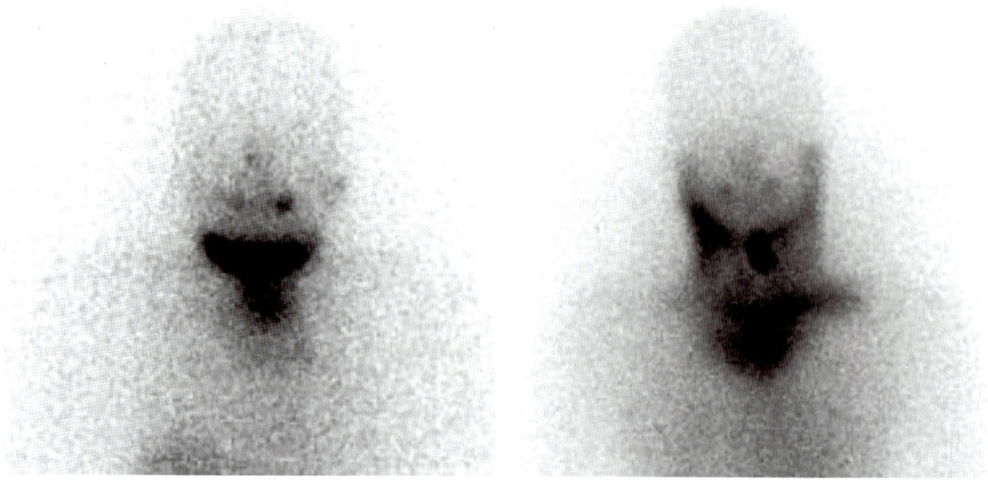

그림 7-2. 방사성요오드치료후 발생한 전경부 급성 연조직염증 및 통증.
정상갑상샘조직이 많이 잔류된 경우, 방사성요오드의 과량 축적으로 갑상샘잔류조직이 남은 부위 연조직 염증과 동반된 부종과 통증이 발생할 수 있다. 갑상샘잔류조직이 기관 주위에 존재함으로 인해 심한경우 기관염증 및 부종으로 호흡곤란이 발생할 수 있다.

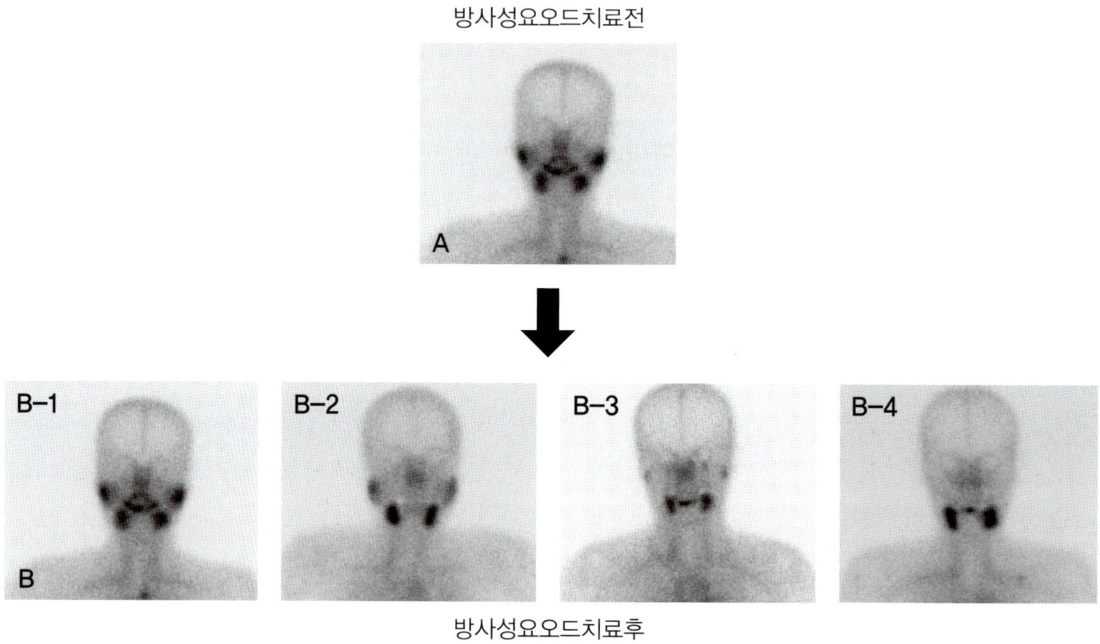

그림 7-3. 방사성요오드치료후 침샘손상.
방사성요오드의 침샘축적으로 인하여 침샘손상이 빈번히 발생하며, 초기에는 재발성침샘염이 발생할 수 있고 장기적으로 침샘기능이 감소하여 구강건조증이 발생할 수 있다. (A) 방사성요오드치료전 침샘스캔상 이하선(parotid gland)과 악하선(submandibular salivary gland) 모두 정상으로 관찰된다. (B) 방사성요오드치료후 침샘기능이 정상으로 유지되는 경우부터(B-1), 이하선과 악하선기능이 완전히 소실되는 경우까지 다양한 결과가 나타날 수 있다(B-4). (출처; Jeong SY et al. Thyroid 2013)

7.3. 갑상샘수질암의 핵의학적 치료법

갑상샘소포곁C세포(parafollicular C cell)에서 기원한 갑상샘수질암은 guanethidine 유사체인 MIBG(metaiodobenzylguanidine)를 축적하는 특성을 가져 베타선을 방출하는 I-131을 표지한 MIBG로 치료를 시행할 수 있다. 특히 다발성전이병소로 수술적 제거나 외부방사선치료가 불가능한 경우에도 I-131 MIBG치료는 이용이 가능하다. 아쉽게도 I-131 MIBG치료법의 효과가 그리 높지는 않아, 치료가 시도된 환자의 30% 정도에서 부분적 효과(partial response), 30% 정도의 환자는 병의 진행을 중지시키고(stable disease), 60% 정도의 환자에서는 증상의 호전이 나타난다고 알려져 있다.

일부의 갑상샘수질암환자는 소마토스타틴 수용체를 과발현하여 In-111 octreotide 영상에서 병소가 관찰된다. 이러한 환자에서 수술이 불가능하면, 베타선을 방출하는 Lu-177 혹은 Y-90을 소마토스타틴 유사체에 표지하여 치료를 시행할 수 있다. 현재 개발되어 있는 치료용 방사성의약품으로는 Y-90 DOTATOC 및 Lu-177 DOTATATE 등이 있다.

7.4. 갑상샘암 뼈전이의 핵의학적 치료법

뼈전이는 진행된 악성종양에서 흔히 발견되며, 통증이나, 척수압박, 병적골절 등을 일으켜, 환자의 활동성과 운동능력을 떨어뜨리며, 수면의 시작이나 지속을 제한하는 등 삶의 질을 심각하게 손상시키는데, 갑상샘암은 뼈전이를 빈번히 발생시키는 악성종양가운데 하나로 알려져 있다. 최근에는 갑상샘암의 조기진단과 조기치료로 인하여 과거와 같은 광범위한 뼈전이를 나타내는 환자는 많지 않으나, 수술 혹은 방사성요오드치료에 반응이 낮은 난치성 갑상샘암은 병의 진행과 함께 뼈전이가 빈번히 관찰된다.

뼈전이에 대한 핵의학적 치료는 악성종양의 완치를 목표로 하기 보다는 통증을 완하시켜 진통제 사용량을 감소시키고, 운동성을 높이고, 삶의 질을 개선시키는 것을 목표로 한다. 방사성의약품으로는 베타선을 방출하는 Sr-89 chloride, Sm-153 EDTMP(ethylenediaminetetramethylenephosphonate), Re-188/186 HEDP(hydroxyethylidene diphosphonate) 등이 있으며, 최근에는 알파선을 방출하는 Radium-223 dichloride도 이용되고 있다.

임신이나 수유중인 환자에서는 방사성핵종을 이용한 치료가 금기시 되고, 신장 및 골수기능을 사전에 평가하여 상대적인 금기증도 확인이 필요하다. 순수한 베타선을 방출하는 방사성핵종을 이용하는 경우는 외래에서도 치료가 가능하나, 감마선을 동시에 방출하는 방사성핵종을 함께 이용하는 경우는 주위사람들의 피폭 가능성에 대한 대비가 필요하다.

주된 부작용이 골수억제이므로 추적관찰시 말초혈액의 혈구수 관찰이 중요하며, 적어도 6 주간은 매주 말초혈액검사를 시행함이 바람직하며, 혈구수가 치료전 수준으로 회복될때 까지는 지속적으로 관찰하는 것이 좋다. 치료효과는 대상환자나 사용된 치료용 방사성의약품 종류 및 용량에 따라 차이가 있으며, 대체로 치료 1주일이내 통증이 감소하고, 6개월에서 1년 정도까지 치료효과가 지속될 수 있다. 통증경감효과가 낮거나 다시 통증이 악화되더라도, 일반적으로 3개월 이내에 재치료를 시행하지 않는다.

참고문헌

1) 이가희, 박영주 등. 대한갑상선학회 갑상선결절 및 암 진료 권고안 개정안. 대한갑상선학회. 2010.
2) Bahn RS, Burch HB, et al. Hyperthyroidism and other causes of thyrotoxicosis: management guidelines of the American Thyroid Association and American Association of Clinical Endocrinologists. Thyroid. 2011;21:593-646.
3) Therapy of Thyroid Disease with Iodine-131 (Sodium Iodide) 2.0. Procedure guidelines in SNM website. (http://interactive.snm.org/index.cfm?PageID=772)
4) Verburg F, Brans B, Mottaghy F. Molecular nuclear therapies for thyroid carcinoma. Methods. 2011.
5) Ho AL, Grewal RK, et al. N Engl J Med. Selumetinib-enhanced radioiodine uptake in advanced thyroid cancer. N Engl J Med. 2013;368:623-32.
6) Castellani MR, Seregni E, et al. MIBG for diagnosis and therapy of medullary thyroid carcinoma: is there still a role? Q J Nucl Med Mol Imaging 2008;52: 430-40.
7) Ahn BC. Radiopharmaceuticals for the therapy of metastatic bone pain. Nucl Med Mol Imaging 2006;40:82-9.
8) Parker C, Nilsson S, et al. Alpha emitter radium-223 and survival in metastatic prostate cancer. N Engl J Med. 2013;369:213-23.
9) Jeong SY, Kim HW, Lee SW, Ahn BC, Lee J. Salivary gland function 5 years after radioactive iodine ablation in patients with differentiated thyroid cancer: direct comparison of pre- and postablation scintigraphies and their relation to xerostomia symptoms. Thyroid. 2013;23:609-16.

chapter 08 갑상샘관련 분자영상술 및 유전자치료

현대의학의 발전과 더불어 맞춤치료 시대가 시작되고 있고 있어, 동일한 질환이라도 병리생태적인 차이나 환자 개인의 특성을 반영한 최적의 치료법의 선택이 요구되고 있다. 이러한 맞춤치료를 위해서는 병소에서 일어나는 유전자 수준 혹은 생화학 및 생리학적 수준의 생명현상의 파악이 필요하며, 이에 발맞추어 새롭게 생겨난 학문영역이 분자영상(molecular imaging)이다. 분자영상은 생체내에서 세포 혹은 세포이하 수준 (cellular or subcellular level)에서 일어나는 생리 혹은 병리적 현상을 영상기법으로 나타내는 최첨단 생명공학 및 의학적 연구분야로 방사성요오드로 갑상샘을 영상화한 것이 분자영상의 시초로 볼수 있다.

분자영상술과 유전자치료는 상호관련성이 높은데, 유전자치료의 최적화에 분자영상기법이 필수적이다. 몇몇 치료유전자의 발현은 적절한 프로우브 이용으로 영상이 가능하여, 유전자치료와 분자영상이 동시에 적용될 수 있다. 갑상샘여포세포에서 특이적으로 발현되는 나트륨요오드공동수송체(sodium iodide symporter; NIS)는 요오드를 축적하게 하는데, 나트륨요오드공동수송체유전자를 종양세포에 이입하여 발현시키면, 영상용 방사성의약품인 I-123 혹은 Tc-99m pertechnetate로 해당 종양세포 영상이 가능하며, 베타선을 방출하는 I-131 혹은 Re-186 및 Re-188을 투여하면 해당 종양세포의 사멸을 유도할 수 있다. 현재 나트륨요오드공동수송체를 이용한 유전자치료법이 갑상샘암 뿐만 아니라 다른 종양에서도, 나트륨요오드공동수송체를 유전자이입법으로 발현을 유도하여 치료하는 방법이 개발되고 있다.

8.1. 갑상샘관련 분자영상술

갑상샘분자영상의 시초는 1951년에 남가주 대학의 Benedict Cassen이 점스캐너(dot scanner, 감마카메라 이전의 핵의학영상장비)로 방사성요오드의 갑상샘영상을 얻은 것이라 볼 수 있다. 이 영상을 통하여 요오드가 갑상샘에 섭취됨을 시각화하고, 영상검사를 이용하여 갑상샘의 요오드대사의 활성도를 파악하여 양성 갑상샘질환의 진단과 갑상샘결절의 악성여부를 예측하기도 했다. 이와 같이 분자영상의 시초는 갑상샘 연구 및 갑상샘 질병진단과 매우 밀접한 연관성이 있다.

8.1.1. 나트륨요오드공동수송체와 핵의학분자영상

갑상샘의 요오드섭취능은 양성 및 악성갑상샘질환의 진단 및 치료의 원리로 널리 이용되어 왔는데, 이러한 생물학적 특성은 갑상샘여포세포에서 발현되는 나트륨요오드공동수송체에 의해 발생된다. 나트륨요오드공동수송체유전자는 1996년 Nancy Carrasco 등이 쥐 갑상샘여포세포에서 최초로 클로닝하였고, 같은 해 Sissy Jhiang 등이 인간에서도 동일한 기능을 가지는 인간나트륨요오드공동수송체유전자를 클로닝하였다.

갑상샘스캔은 핵의학분자영상법으로 방사성요오드 및 Tc-99m pertechnetate를 경구 혹은 정맥주사후 갑상샘을 영상화하게 되는데, 이 영상은 갑상샘의 해부학적인 구조와 형태뿐만 아니라 갑상샘의 요오드섭취능, 즉 갑상샘여포세포의 요오드대사상태를 영상화해주어 갑상샘질환의 감별진단에 큰 도움이 된다. 갑상샘중독증상은 자가항체가 관련된 그레이브스병, 자율기능성결절 및 아급성갑상샘염 등 다양한 갑상샘질환이나, 갑상샘호르몬

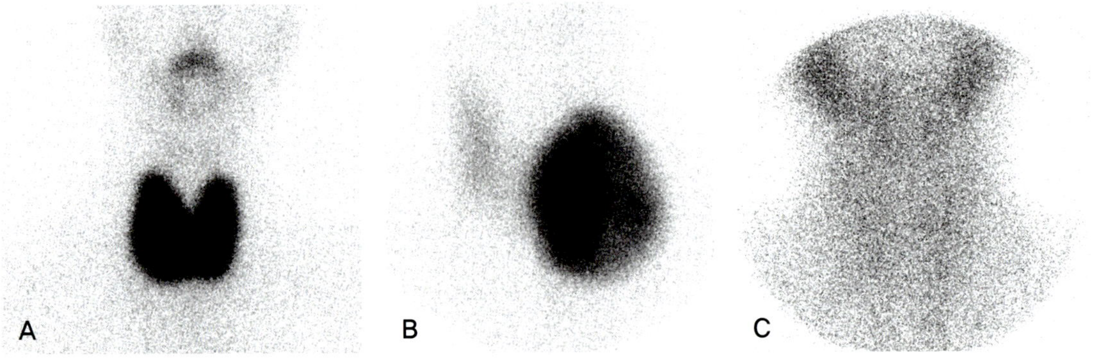

그림 8-1. 갑상샘중독증상에서 원인에 따라 다양한 갑상샘스캔소견을 나타낸다. (A) 그레이브스병은 갑상샘에 전반적인 섭취증가소견을 보인다. (B) 중독성결절성갑상샘종은 국소적인 섭취증가소견을 보인다. (C) 아급성갑상샘염은 갑생샘에 전반적인 섭취감소소견이 관찰된다.

과다복용과 같은 의인성 요인으로도 발생될 수 있다. 갑상샘중독증상 발생원인에 치료법이 상이하므로 정확한 감별진단이 필요하다. 갑상샘중독증상을 보이는 환자에서 방사성요오드를 이용한 갑상샘스캔에서 갑상샘이 짙게 영상화되는 경우, 이는 갑상샘에서 방사성요오드대사가 활발히 일어나고 있음을 보여주는데, 이는 갑상샘기능항진증에서 나타나는 영상소견이다. 만일 방사성요오드의 섭취가 갑상샘 전반에 걸쳐져 있다면 그레이브스병을 생각하여야 하고, 국소적섭취가 있다면 중독성갑상샘결절을 의심할 수 있다. 갑상샘에 방사성요오드의 섭취가 감소되어 있다면 아급성갑상샘염 혹은 의인성을 의심해 보아야 한다.

이러한 핵의학분자영상소견은 갑상샘암환자의 치료방법 선택에도 큰 영향을 미친다. 갑상샘암은 예후가 양호한 악성종양이지만 수술로 제거할 수 없는 원격전이가 발생하면 예

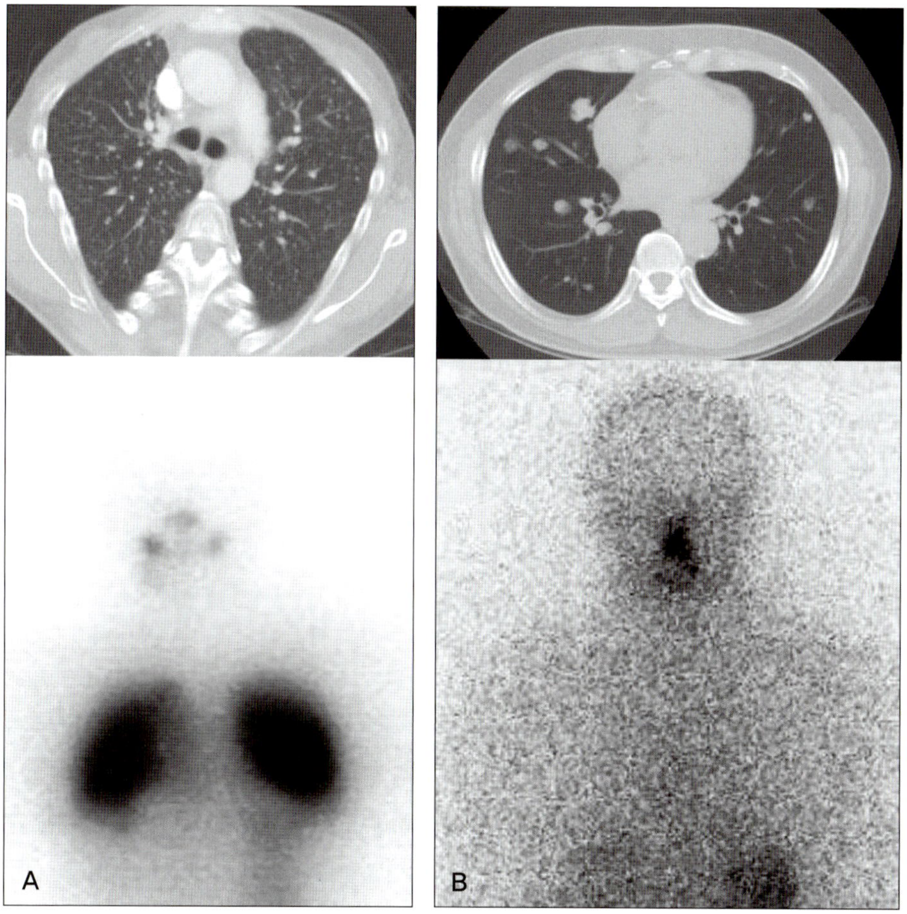

그림 8-2. 방사성요오드스캔을 이용한 갑상샘암의 다발성폐전이 치료방향결정.
(A) 폐전이 병소에 방사성요오드섭취가 강하게 있어, 방사성요오드치료를 시행하여야 하고, 방사성요오드치료에 대한 반응이 양호할 것을 예측할 수 있다. (B) 폐전이병소에 방사성요오드섭취가 관찰되지 않아, 방사성요오드치료는 효과없이 부작용만 초래할 것으로 예측되므로 시행하지 않아야 한다.

후가 나빠진다. 외부 방사선치료 및 항암제치료를 시도해 볼수 있지만 효과가 제한적이다. 다행히 갑상샘여포세포에서 유래한 분화갑상샘암은 나트륨요오드공동수송체 발현빈도가 높아, 방사성요오드 가운데 베타선을 방출하는 I-131을 이용하면 다발성원격전이도 치료할 수 있다. 하지만 일부 분화갑상샘암은 탈분화가 진행되어 방사성요오드를 섭취능을 잃어버리고, 악성도 증가로 종양세포의 포도당대사가 증가한다. 핵의학분자영상으로 원격전이를 가진 분화갑상샘암의 악성도나, I-131 치료 반응여부를 미리 예측할 수 있으므로, 방사성요오드치료에 반응이 없고 부작용만 발생시킬 환자를 선별해 낼 수 있다. 치료결과를 예측하게 해주는 핵의학 분자영상기법이 더욱 발전하고 있어, 미래에는 분자영상기반 환자별맞춤치료가 널리 이용될 것이다.

8.1.2. 노르에피네프린수송체와 핵의학분자영상

갑상샘수질암은 칼시토닌을 분비하는 갑상샘소포곁C세포(parafollicular C cell)에서 유래된 신경내분비종양으로, 노르에피네프린수송체(norepinephrine transporter)가 세포막에 발현되므로 MIBG (metaiodobenzylguanidine) 가 세포내로 능동적으로 섭취되어 신경분비과립(neurosecretory granule)에 축적된다. 갑상샘수질암에서 MIBG를 이용한 핵의학영상의 예민도가 높지 않아 모든 환자에서 이용되지는 않지나, 칼시토닌이 상승되어 있어 갑상샘수질암이 재발 혹은 잔류암이 의심되나 해부학적영상에서 종양이 국소화되지 않을 때 이용할 수 있다. I-131MIBG를 사용할 때는 1~2mCi를 투여한 후 1일과 2일, 필요시는 3일까지 영상을 얻게 된다. I-123 MIBG를 사용할 때는 10mCi를 투여한 후 24시간 정도 후에 영상을 얻게 되며, 필요시 2일 후에도 영상을 얻을 수 있으나, I-123의 물리적 반감기가 13시간 정도로 길지 않아 영상의 질이 나빠 좋은 결과를 얻기 어렵다. I-124 MIBG를 사용하면 4일 정도의 긴 반감기로 지연영상이 가능하며, 감마카메라에 비해 PET영상의 높은 해상도로 인해 더 개선된 영상을 얻을 수 있을 것으로 예상되나, 임상연구결과가 부족하여 결론내리기는 어려운 상황이다.

I-131은 세포사멸을 유도할 수 있는 베타선을 방출하므로, 고용량의 I-131 MIBG를 투여하면 I-123 혹은 I-124 MIBG와 달리 갑상샘수질암 치료에 이용할 수 있다. 이는 분자영상기법을 이용한 진단과 치료를 일련의 과정으로 시행할 수 있는 복합진단치료방식(theranostic approach)이다. 즉 먼저 I-123 MIBG영상으로 갑상샘수질암 전이병소의 MIBG 섭취 여부와 그 정도를 확인하고, 영상결과를 분석하여 I-131 MIBG를 이용한 종양치료 효과를 치료 시행전에 예측한다. 영상으로 제공되는 정보를 이용하여 환자별 최적화된 I-131 MIBG용량 선정이 가능하고, 이를 통해 부작용을 최소화하면서도 최고의 치료효

과를 얻는 개인별 맞춤치료를 진행하게 된다.

8.1.3. 소마토스타틴수용체와 핵의학분자영상

신경내분비종양(neuroendocrine tumor)인 갑상샘수질암은 세포막에 다양한 정도의 소마토스타틴수용체(somatostatin receptor)발현을 가진다. 소마토스타틴수용체발현 정도에 따라 octreotide 유사체에 감마선 혹은 양전자방출 방사성핵종을 표지하여 감마카메라 혹은 PET을 이용한 핵의학영상법으로 종양의 영상화가 가능하다. In-111 octreotide를 이용한 감마카메라 영상이 갑상샘수질암 전이병소 검색에 이용되어 50% 가량의 성공률이 보고되었으며, 양전자방출 방사성핵종을 표지한 Ga-68 DOTATATE([DOTA^0, Tyr^3, Thr^8]-octreotide), Ga-68 DOTATOC([DOTA^0, Tyr^3]-octreotide), Ga-68 DOTANOC([DOTA, 1-Nal(3)]-octreotide)를 이용한 PET 영상결과도 보고되어 있다.

DOTATATE 와 DOTATOC에 Ga-68대신에 베타선을 방출하는 치료용 방사성핵종인 Lu-177 혹은 Y-90을 표지하면 종양을 치료할 수 있다. 이러한 종양특이영상 및 특이치료법은 개인별 맞춤치료인 복합진단치료(theranostics)에 대표적인 예로, 먼저 Ga-68 DOTATATE PET/CT 영상으로 갑상샘수질암 전이병소에 소마토스타틴 수용체의 발현과 octreotide 유사체의 집적정도를 파악하고, 이후 Lu-177 DOTATATE를 투여하여 종양을 치료하는 과정을 거치게 된다.

8.2. 갑상샘 특이발현 유전자를 이용한 유전자치료

갑상샘여포세포에는 나트륨요오드공동수송체가 특이하게 발현되는데 이 단백의 기능으로 요오드가 갑상샘여포세포내로 섭취되며, 이 유전자를 다른 세포에 이입시키면 요오드축적능을 가지게 된다. 요오드축적능을 가진세포는 I-123, I-124, Tc-99m pertechnetate와 같은 진단용 방사성핵종으로 영상화 할 수 있고, 베타선이 방출되는 I-131, Re-186 혹은 Re-188을 투여하면 사멸시킬 수 있다. 정상 갑상샘조직 및 분화갑상샘암은 자연적으로 나트륨요오드공동수송체가 발현되므로 임상적 필요에 따라 감마선방출 방사성요오드로 영상을 얻거나, 베타선방출 방사성요오드로 파괴시킬 수 있다. (5장 및 6장 참조)

나트륨요오드공동수송체는 방사성핵종기반 영상리포터유전자(radionuclide-based imaging reporter gene)이면서 치료용유전자(therapeutic gene)로서의 역할을 동시에 수행할 수 있다. 갑상샘여포세포와 달리 정상적으로 나트륨요오드공동수송체가 발현되지 않는 세포라도 나트륨요오드공동수송체유전자를 생명공학기술로 이입하면, 해당유전자가 이입된 세포를 영상화 하거나 혹은 필요시 사멸시킬 수 있다. 이러한 이중 기능으로 나트륨요오드공동수송체유전자는 분자영상(molecular imaging)과 종양유전자치료(cancer gene therapy)에 널리 이용된다.

8.2.1. 유전자이입을 통한 분자영상 및 유전자치료

나트륨요오드공동수송체유전자 이입으로 핵의학분자영상 획득 및 세포사멸을 유발시키기 위해서는 일반적으로 두가지 단계를 필요로 한다.

제 1단계는 표적세포에 나트륨요오드공동수송체유전자를 이입시켜 해당 단백을 표적세포내에 발현시키는 것이다. 제 2단계는 영상용 혹은 치료용 방사성핵종을 투여하여 유전자가 이입된 세포를 영상화 혹은 사멸을 유도하는 것이다. 영상용 방사성핵종은 투과성이 높은 감마선방출 방사성핵종을 이용하고, 치료용 방사성핵종으로는 강한 세포독성을 지닌 베타선방출 방사성핵종을 사용한다. 일반적으로 나트륨요오드공동수송체유전자가 이입된 세포에 영상용 방사성핵종과 치료용 방사성핵종을 순차적으로 처리함으로써 심각한 부작용 없이 최적의 치료효과를 얻을 수 있다. 이는 치료용 방사성핵종 투여전에, 진단용 방사성핵종으로 얻은 영상을 이용하여 부작용을 최소화하고 치료효과를 극대화 하는 개별화된 맞춤치료계획을 수립하고 또한 사전에 치료효과를 예측함으로써 가능해진다. 예를 들어 나트륨요오드공동수송체유전자로 종양유전자치료를 시도하고자 할때, 악성종양세포에 해당 유전자를 이입하고, I-123, I-124 혹은 Tc-99m pertechnetate와 같은 진단용 방사성핵종으로 핵의학분자영상을 얻어 종양내 이입유전자 발현여부와 발현정도를 평가한후 부작용을 최소화 하면서 종양사멸효과를 얻을 수 있는 최적의 I-131, Re-186 혹은 Re-188 용량을 결정하여 투여한다.

나트륨요오드공동수송체유전자 이입을 통한 악성종양치료시 최선의 결과를 이끌어내기 위해서는 3가지 추가적 구성요소가 필요하다. 첫번째 요소는 유전자발현을 조절하는 촉진자(promoter)와 나트륨요오드공동수송체유전자의 조합, 두번째 요소는 촉진자와 결합된 나트륨요오드공동수송체유전자를 표적세포로 이입하는 전달체(delivery vehicle), 세번째 요소는 유전자이입으로 발현된 나트륨요오드공동수송체와 상호작용할 영상용 및 치료용 방사성핵종이다.

치료용유전자로 악성종양을 사멸시키기 위해서는 치료용유전자가 악성종양세포내에서 발현이 되어야 한다. 치료용유전자를 종양에 전달하기 위해서 치료용유전자를 종양내로 직접주사하는 방법이 있다. 종양내 직접주입은 가장 확실하고도 손쉬운 방법이지만, 임상에 적용하기에는 제한점이 많고 임상상황에 따라 시행이 불가능한 경우도 있다. 예를 들어 특정부위에 발생한 종양은 직접주입이 불가능할 수 있고, 영상검사에 종양이 시각화되지 않거나 매우 작으면 주사를 실시할 수 없으며, 종양병소의 숫자가 매우 많은 경우 실제적으로 시행이 불가능하다. 악성종양의 원발병소와 전이병소 모두에 치료용유전자를 한꺼번에 전달하는 최적의 경로는 혈행을 통하는 것이라 할 수 있다. 혈행을 통한 치료용유전자 전달법은 세포독성을 가진 치료용유전자가 악성종양이 아닌 정상조직에도 동시에 전달되게 되어 정상조직에 독성이 발생된다. 정상조직의 부작용으로 종양을 사멸시킬정도의 고강도 유전자치료 시행이 어려워질 수 있고, 심각한 정상조직 부작용이 발생되면 해당 유전자치료를 악성종양치료에 이용할 수 없게 된다. 이러한 이유로 치료용유전자가 혈행을 통해 정상조직과 악성종양 모두에 도달하여도 이 유전자가 악성종양에서만 특이하게 발현하게 하여 정상조직에 독성을 줄이고자하는 노력이 지속적으로 시도되고 있는데, 그 예로 선택적이입(selective transduction or transductional targeting)과 선택적전사(selective trasnscription or transcriptional targeting)가 있다.

8.2.2. 치료용유전자의 이입 및 선택적이입

치료용유전자의 표적세포전달은 유전자치료의 첫번째 필수 단계로 성공적인 유전자치료 목표달성을 위한 시작점이다. 치료용유전자 발현이 이루어지기 위해서는 핵내로 치료용유전자가 도달하여야 하나, 치료용유전자의 크기와 전하로 인해 전달체(vehicle) 도움없이 단독으로 핵내로 이동하기는 어렵다. 유전자를 세포내로 전달하는 전달체를 벡터(vector)라고 부르며 바이러스성과 비바이러스성으로 대별할 수 있다.

바이러스성 벡터는 자연계에 존재하는 바이러스에서 질병을 발생시키는 유전자를 제거하고, 자가복제를 불가능하게 만든 후 유전자전달용 벡터로 이용하는데, 대체적으로 비바이러스성 벡터에 비해 안전성에 약점이 있으나 유전자 전달효율이 훨씬 높다. 주로 이용되는 바이러스로는 아데노바이러스(adenovirus), 레트로바이러스(retrovirus), 백시니아바이러스(vaccinia virus), 폭스바이러스(poxvirus), 아데노연관바이러스(adeno-associated virus), 단순헤르페스바이러스(herpes simplex virus), 렌티바이러스(lentivirus) 등이 있다.

바이러스성 벡터를 이용하여 치료용유전자를 표적세포에 전달하고자 할때, 바이러스 종류에 따라 특이한 조직이나 세포에 대한 높은 자연적친화도(natural tropism)로 인해 치료용유전자가 표적세포보다 친화도가 높은 세포로 더 많이 전달되어 치료에 방해가 될 수 있다. 그 예로 아데노바이러스 표면단백의 fiber knob 부분이, 다양한 종류의 세포표면에 발현되는 coxsackievirus and adenovirus receptor(CAR)와 상호작용하여 세포에 부착하고, 이어서 세포내로 유전자물질을 전달하는데, 정상적인 아데노바이러스 벡터로 치료용유전자를 전달하면 간세포에 유전자전달 효율이 높아, 주로 간조직에서 치료용유전자가 발현하게 된다. 아데노바이러스를 이용하여 악성종양 유전자치료를 시도할때, 아데노바이러스의 간조직친화성으로 인하여 간조직독성이 문제가 되고 종양치료 효율은 감소하게 된다.

악성종양을 포함한 특정 표적조직 혹은 세포로 유전자전달효율을 높이기 위해 아데노바이러스 표면단백의 아미노산 서열을 교체할 수 있다. 악성종양에는 일반적으로 종양신생혈관이 생겨나는데, 이 혈관에는 $\alpha v\beta 3$ integrin이 발현된다. 아데노바이러스 표면단백의 fiber knob 부분의 아미노산 서열을 RGD로 바꾸면, 종양신생혈관부위로 유전자전달효율이 증가하게 된다. 바이러스 단백을 직접변형시키지 않고, 바이러스성 벡터와 표적세포를 연결해줄 수 있는 펩타이드나 항체를 이용하여 표적세포내로 유전자전달효율을 증가시키는 연구도 진행중이다.

자연적친화도 외에도 바이러스성 벡터는 유전자전달체로서 이용하기에 불리한 다른 약점들도 있는데 다음과 같다. 바이러스의 종류에 따라 면역반응이나 염증반응이 발생할 수 있고, 유전자변이를 일으킬 수 있으며, 대량의 벡터생산에 제한점을 있을 수 있다는 것 등 이다. 이러한 바이러스성 벡터의 제한점으로 인해 비바이러스성 벡터가 활발히 개발되고 있다.

비바이러스성 벡터로는 양성지질, 폴리머, 펩타이드, 나노입자 등이 있으며, 면역성과 독성이 낮고, 쉽게 제작할 수 있다는 장점이 있으나, 유전자전달효율이 낮다는 단점이 있다. 면역성이 낮아 반복적으로 동일한 비바이러스성 벡터로 유전자전달이 가능한 점은 임상전환에 매우 중요한 장점이 된다. 바이러스성 벡터와 마찬가지로, 비바이러스성 벡터와 표적세포를 연결해줄 수 있는 펩타이드나 항체 등을 이용하면 유전자전달효율 증가시킬 수 있으며, 이외에도 다양한 방식으로 특이적이며 효율이 높은 유전자이입용 비바이러스성 벡터 개발이 활발히 진행중이다.

유전자 전달효율을 상승시키기 위한 여러가지 물리적 방법도 함께 시도되고 있는데, 고압정맥주사(hydrodynamic injection), 유전자총(gene gun), 초음파, 전기천공법(electroporation) 등이 있다. 물리적 방법의 장점은 단순하다는 점과, 바이러스성 혹은 비바이러스성 벡터의 이용과는 달리 면역성이나 독성을 일으키는 물질을 전혀 사용하지 않아도 된다는 점이다.

8.2.3. 치료용유전자의 선택적전사 및 발현

이상적으로는 치료가 필요한 표적세포에 선택적으로 치료용유전자를 이입하여 표적세포에서만 치료용단백이 발현되게 함으로써, 정상조직의 부작용 유발없이 치료효과를 얻는 것이 좋다. 하지만 현재의 기술순준으로는 표적세포가 아닌 정상조직에도 치료용유전자가 동시에 이입되어, 정상세포에도 치료용유전자가 발현되는 경우가 거의 대부분이다. 치료용유전자가 정상세포에 이입되어도 치료유전자발현으로 인한 독성을 막거나 줄이기 위하여, 치료용유전자의 선택적전사(transcriptional targeting)전략을 이용할 수 있다.

전사(transcription)는 DNA에 대하여 상보적인 RNA 염기서열을 만들어 내는 유전자발현의 첫과정으로, 촉진자(promoter)나 증강자(enhancer)에 의해 조절된다. 세포특이성을 가진 촉진자와 증강자를 이용하면 치료용유전자를 특정세포에서만 발현시킬 수 있어, 이를 이용한 선택적유전자 발현으로 표적세포만을 치료할 수 있다. 선택적전사전략도 선택적이입전략과 동일하게, 표적세포가 아닌 정상세포 및 조직에서 치료유전자 발현에 의한 부작용발생을 방지 혹은 억제하기 위해 이용된다.

종양에서만 특이적으로 전사 및 발현을 발생시키는 종양특이촉진자(tumor-specific promoter)로는 범종양성촉진자(cancer-specific promoter), 종양별특이촉진자(cancer-type-specific promoter) 및 종양미세환경성촉진자(tumor microenvironment related promoter) 가 있다. 범종양성촉진자로는 hTR(human telomerase RNA), hTERT(human telomerase reverse transcriptase) 및 survivin 촉진자 등이 있으며, 종양별특이촉진자로는 CEA(carcinoembryonic antigen), PSA(prostate specific antigen) 및 AFP (α -fetoprotein) 촉진자 등이 있고, 종양미세환경성촉진자로는 VCAM(vascular cell adhesion molecule) 및 hexokinase 촉진자 등이 있다.

종양특이촉진자를 이용하면 정상세포에서 치료용유전자의 발현이 적거나 없어 정상세포의 독성을 줄일 수 있으나, 대체로 치료용유전자의 발현도 미약한 편이라 종양치료효과가 제한적인 경우가 많다.

8.2.4. 치료용유전자의 증폭

치료용유전자이입으로 악성종양을 치료하기위해서는 강력한 치료용유전자발현으로 치료효과를 발생시키는 단백합성이 충분하여야 한다. 종양특이촉진자의 전사활성도가 높지 않은 경우 치료용유전자의 발현을 강화시키기 위해 해당 촉진자에 염기서열을 추가하거나 제거하는 방법으로 유전자발현을 강화시킬 수 있다. 유전자조작을 통한 촉진자 발

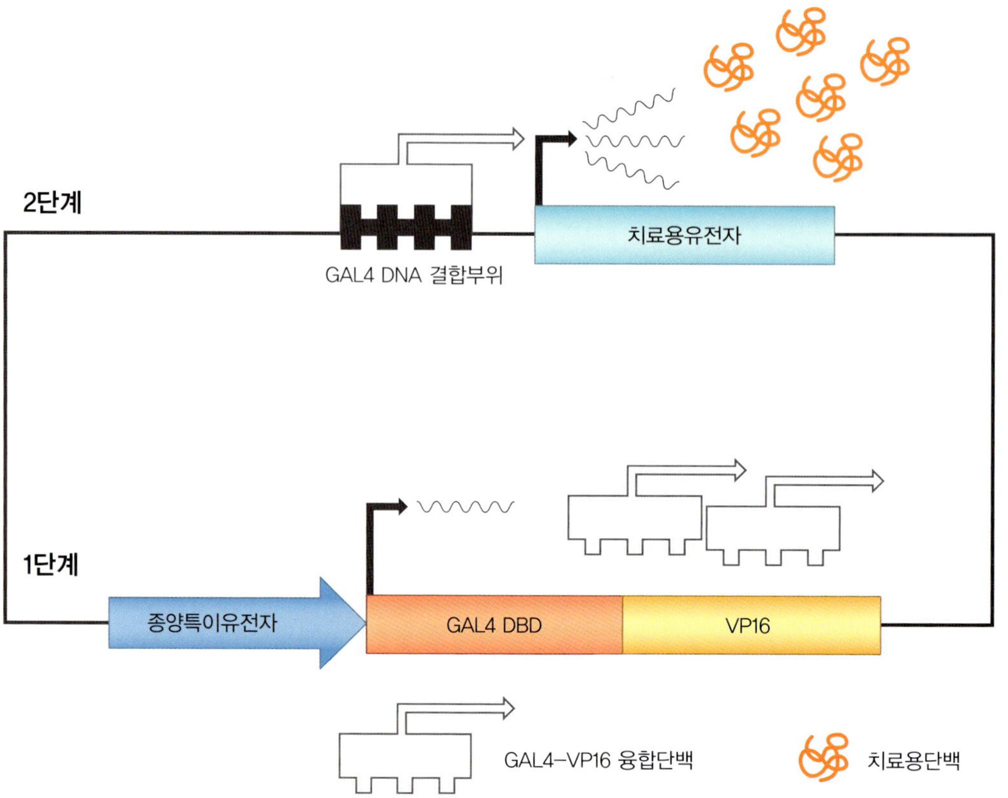

그림 8-3. 치료용유전자와 발현증폭.

GAL4-VP16을 이용한 이단계전사증폭(two step transcriptional amplification). 종양특이촉진자가 약하게 GAL4-VP16 단백을 발현하게 하고, 소량의 GAL4-VP16 강력하게 치료용유전자 발현시킨다 (Ahn BC. J Drug Target. 2014)

현강화를 시행한 경우, 유전자조작에 의해 종양특이촉진자의 종양특이발현성능 유지여부를 반드시 확인하여야 한다.

전사활성도가 약한 종양특이촉진자 자체의 유전자변형 없이, 치료용유전자 전사능력을 증폭시킬 수 있는 방법으로, GAL4-VP16과 VP16-LexA 등을 이용한 이단계전사증폭(two step transcriptional amplification) 전략이 있다. 예를 들어 GAL4-VP16 이단계전사증폭을 이용하는 경우, 전사활성도가 약한 종양특이촉진자가 GAL4-VP16 단백을 발현하게 하고, 발현된 소량의 GAL4-VP16 단백이 GAL4 DNA 결합도메인(GAL4 DNA binding domains; GAL4 DBD)에 결합하여 강력하게 치료용유전자 전사를 발생시킨다. 이는 결국 치료용유전자가 종양세포에서만 특이적으로 강하게 발현되게 함으로써, 정상조직에 부작용을 최소화하면서 목표로한 종양세포 사멸효과를 달성하게 해준다.

8.3. 분자영상술과 유전자치료

분자영상술은 살아있는 개체에서 실시간이면서 비침습적으로 유전자발현을 영상화해 주어 유전자치료의 연구와 최적화에 필수적인 생명공학연구기법이다. 나트륨요오드공동수송체와 같이 영상과 치료가 동시에 가능한 치료용유전자를 이용한 유전자치료에서는 치료용유전자발현을 손쉽게 영상화할 수 있어, 치료 전략개발 및 최적화가 용이하다. 그

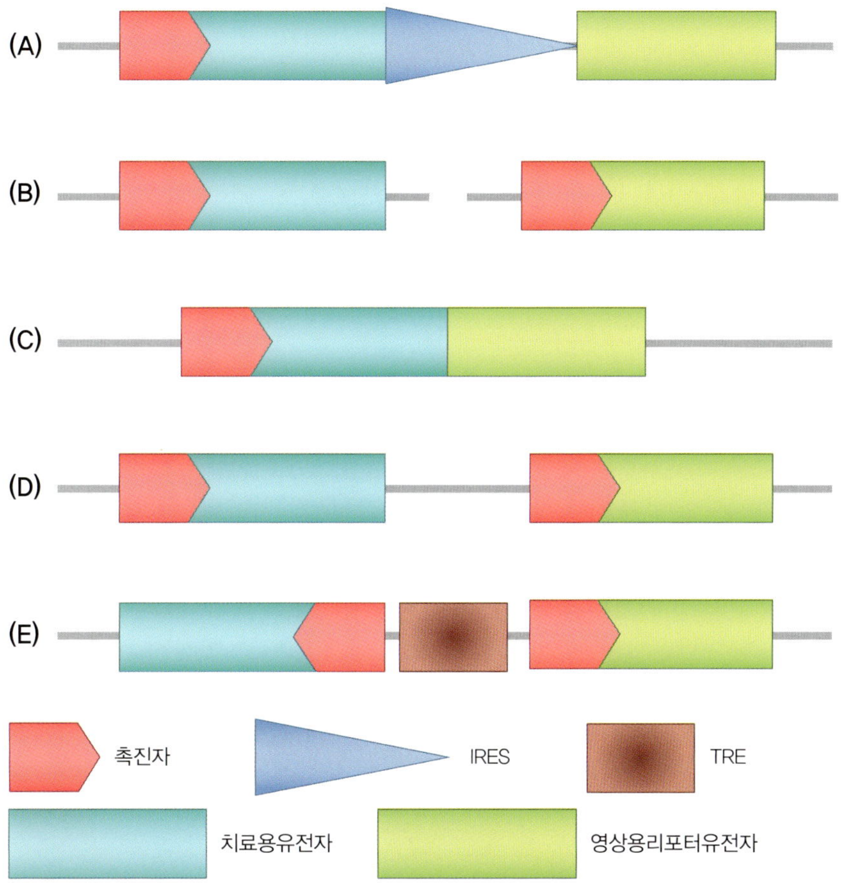

그림 8-4. 치료용유전자와 영상용리포터유전자의 동시발현방법.

치료용유전자와 영상용리포터유전자를 함께 발현하게 함으로써 영상용리포터유전자발현을 통해 치료용유전자 발현을 간접적으로 확인할 수 있다. (A) IRES(internal ribosomal entry site)를 이용하여 하나의 촉진자에 의해 두개의 두개의 유전자가 함께발현되게한다. (B) 치료용유전자와 영상용리포터유전자를 서로 다른 벡터를 이용해 하나의 세포에 이입하여 두개의 유전자모두 발현되게 한다. (C) 치료용유전자와 영상용리포터유전자를 융합단백으로 만들수 있는 새로운 융합유전자를 만들어 하나의 융합단백이 두가지 기능을 모두하게한다. (D) 하나의 벡터내에서 두개의 촉진자가 치료용유전자와 영상용리포터유전자를 각각 발현시키도록 한다. (E) 양방향으로 전사를 일으킬 수 있는 TRE(tetracycline responsive element)를 이용하여 치료용유전자와 영상용리포터유전자를 동시에 발현하게 한다. (안병철. 분자영상: 생명공학 및 의학적 응용. 경북대학교출판부, 2009)

러나, 영상화가 불가능한 치료용유전자에 분자영상기법을 적용하기 위해서는 치료용유전자의 발현을 시각화하는 전략이 필요하며, 이를 위해 유전공학적기술로 치료유전자와 영상용리포터유전자가 함께 발현되게 하는 방식을 이용할 수 있다.

치료용유전자발현을 분자영상기법으로 확인하는 체계는 개별화된 맞춤의학시대에 크게 기여할 것으로 생각되며, 갑상샘관련 치료용유전자인 나트륨요오드공동수송체는 영상과 치료가 동시에 가능하여 유전자치료영역에서 중요한 역할을 하고 있다. 실제로 분화갑상샘암의 진단과 치료에서 기본 원리로 이용되는 나트륨요오드공동수송체 기능이 방사성핵종을 이용한 유전차치료술 영역의 연구배경으로 작용하였다. 분화갑상샘암의 치료경험에서 축적된 임상경험이 해당연구분야를 발전시키고, 나트륨요오드공동수송체유전자를 이용한 종양치료연구가 분화갑상샘암 임상복합진단치료술(clinical theranostics) 발전에도 큰 도움이 되고 있다.

참고문헌

1) 안병철. 분자영상: 생명공학 및 의학적 응용. 경북대학교출판부. 2009.
2) 안병철. 분자영상과 신약개발. KSBMB webzine. 2011.
3) Ahn BC. Sodium iodide symporter for nuclear molecular imaging and gene therapy: from bedside to bench and back. Theranostics. 2012;2:392-402.
4) Ahn BC. Applications of molecular imaging in drug discovery and development process. Curr Pharm Biotechnol. 2011;12:459-68.
5) Ahn BC. Requisites for successful theranostics with radionuclide-based reporter gene imaging. J Drug Target. 2014. (in press)
6) Bombardieri E, Giammarile F, et al. I-131/I-123 metaiodobenzylguanidine (mIBG) scintigraphy: procedure guidelines for tumour imaging. Eur J Nucl Med Mol Imaging. 2010;37:2436-46.
7) Gambhir SS. Molecular Imaging Primer. Apple Self-Publishing, 2013.

chapter 09

갑상샘질환 증례

이장에서는 핵의학적 갑상샘검사법의 실제적 적용과 임상적 유용성을 설명하기 위해 임상진료에서 흔히 접하는 기본적인 갑상샘질환을 증례형식으로 기술한다. 실제 진료실에서는 전형적인 소견을 나타내지 않는 환자들이 드물지 않아 진단에 어려움이 있을 수 있지만 본 교재에서는 전형적인 증상을 가진 증례를 수록하고자 한다.

증례에서 시행된 검사의 정상범위는 아래와 같다.

T3: 0.6~1.9 ng/mL

FT4: 0.8~1.8 ng/dL

TSH: 0.3~4.0 mIU/L

TSH-R-Ab(TSH receptor antibody): 0~1.0 IU/L

Thyroid peroxidase antibody: 0~60 U/mL

Thyroglobulin antibody: 0~35 U/mL

ESR: 0~10mm/hr (남자), 0~20mm/hr (여자)

CRP: 0~0.5 mg/dL

방사성요오도섭취율검사

6시간: 8~25% 24시간: 15~45%

9.1. 그레이브스병 1

성별 및 나이 : 여자 25세

주증상 : 체중감소

현병력 : 특별한 병력이 없는 환자로 1개월 전보다 체중이 8kg 감소하고, 2주전부터 피로감, 발한증가, 손떨림, 두근거림이 발생하였음. 1주일 전부터는 양쪽눈에 이물감이 발생함. 개인의원방문하여 갑상샘기능검사후 그레이브스병으로 추정되어 항갑상샘제를 복약함. 재검사 및 지속적 약물치료를 위하여 본원을 방문함.

이학적소견 : 중등도의 갑상샘비대와 갑상샘부위에 잡음(bruits)이 청진되며, 진동(thrills)이 촉진됨. 안구돌출이 관찰됨.

갑상샘기능검사

T3: 3.1 ng/mL FT4: 3.74 ng/dL

TSH: 0.01 mIU/L TSH-R-Ab: 13.8 IU/L

갑상샘스캔

비대해진 양쪽 갑상샘엽에 미만성 섭취증가가 관찰됨.

방사성요오드섭취율

6시간: 96.3% 24시간: 99.6%

갑상샘초음파

갑상샘의 전반적인 크기 증가와 불규칙한 음영이 관찰됨.

진단

그레이브스병 및 그레이브스안병증

치료 및 경과

항갑상샘제와 베타차단제로 병행요법을 시행하였고, 증상은 서서히 소실되었고, 4개월후 갑상샘기능은 정상화 됨.

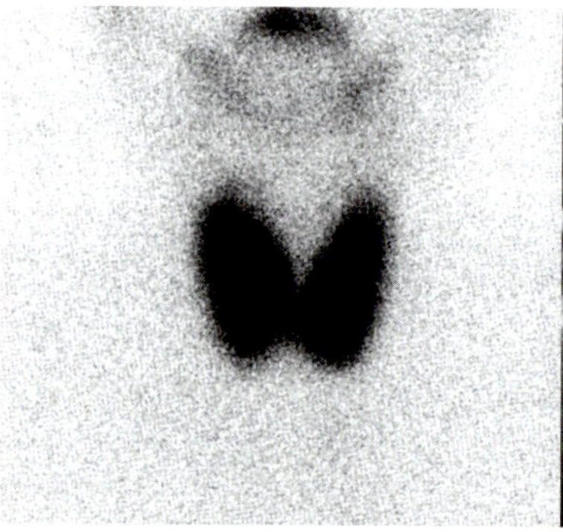

갑상샘스캔

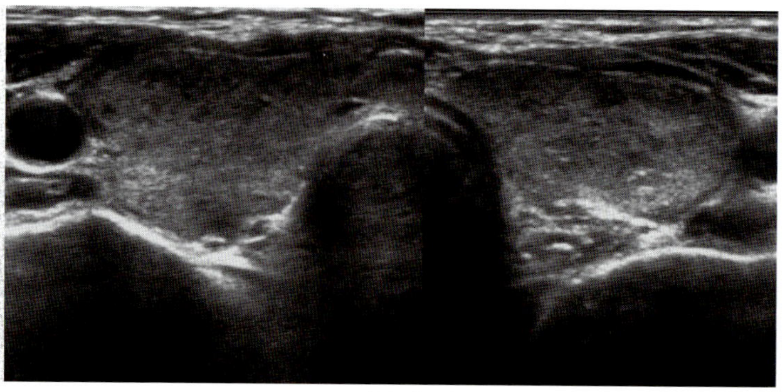

갑상샘초음파

9.2. 그레이브스병 2

성별 및 나이 : 여자 33세

주증상 : 심한 체중감소 (75kg에서 49kg으로 감소)

현병력 : 갑상샘질환의 병력이 없는 수개월간 26kg의 체중감소가 발생함. 손떨림, 가슴두근거림, 발한증가, 설사 등 갑상샘중독증상이 동반됨.

이학적소견 : 심한 미만성갑상샘종대가 관찰됨. 갑상샘부위에 잡음(bruits)이 청진되며, 진동(thrills)이 촉진됨.

갑상샘기능검사

T3: 4.0 ng/mL　　FT4: 5.7 ng/dL

TSH: 0.01 mIU/L　　TSH-R-Ab: 42.4 IU/L

갑상샘스캔

비대해진 양쪽 갑상샘엽에 미만성 섭취증가가 관찰됨.

방사성요오드섭취율

6시간: 98.2%　　24시간: 99.8%

갑상샘초음파

갑상샘의 전반적인 크기 증가와 불규칙한 음영이 관찰됨.

진단

그레이브스병

치료 및 경과

항갑상샘제와 베타차단제로 병행요법을 시행하였고, 갑상샘기능항진증이 관해되었음. 이후 수차례 재발로 현재는 저용량의 항갑상샘제의 유지요법 시행 중.

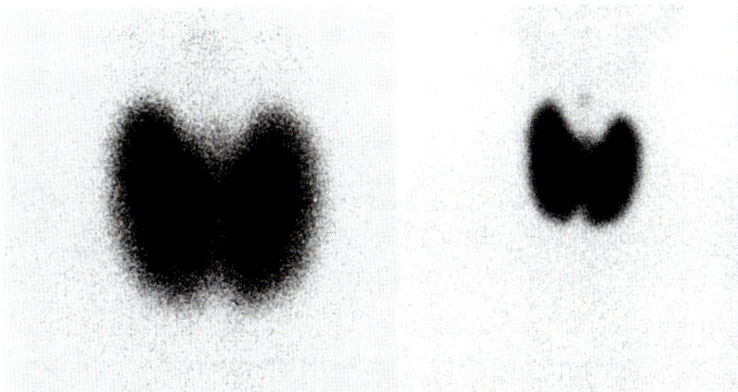

갑상샘스캔

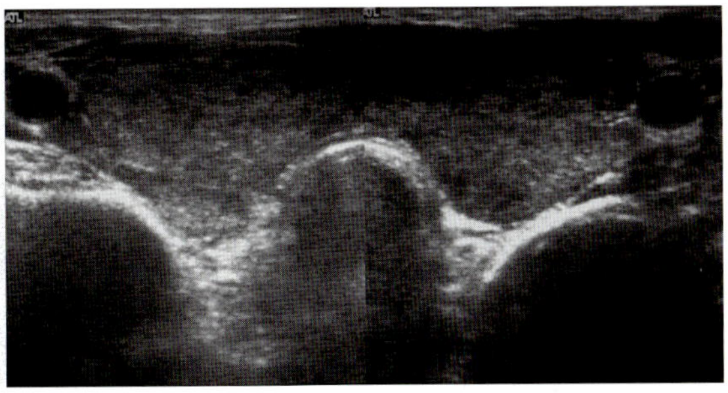

갑상샘초음파

9.3. 중독성결절성갑상샘종 1

성별 및 나이 : 여자 55세

주증상 : 갑상샘종괴 크기증가

현병력 : 8년전부터 갑상샘결절로 경과관찰 중인 환자로 최근 서서히 커지는 갑상샘결절로 방문. 갑상샘기능항진 증상은 없음.

이학적소견 : 갑상샘우엽에 단단한 결절이 촉진됨.

갑상샘기능검사

T3: 2.19 ng/mL FT4: 2.87 ng/dL

TSH: 0.01 mIU/L TSH-R-Ab: 0.12 IU/L

Thyroid peroxidase antibody: 14.47 U/mL

갑상샘스캔

갑상샘우엽에 열결절이 관찰됨. 좌엽은 방사능섭취가 없음.

방사성요오드섭취율

6시간: 42.1% 24시간: 41.4%

갑상샘초음파

갑상샘우엽에 3.4cm × 2.8cm의 중등도 음영의 결절이 관찰됨.

초음파유도하세침흡인술

양성 갑상샘여포세포가 관찰됨.

진단

중독성결절성갑상샘종, 양성, 우엽

치료 및 경과

I-131 10mCi 치료후 갑상샘기능이 정상화되어 경과관찰 중.

갑상샘스캔

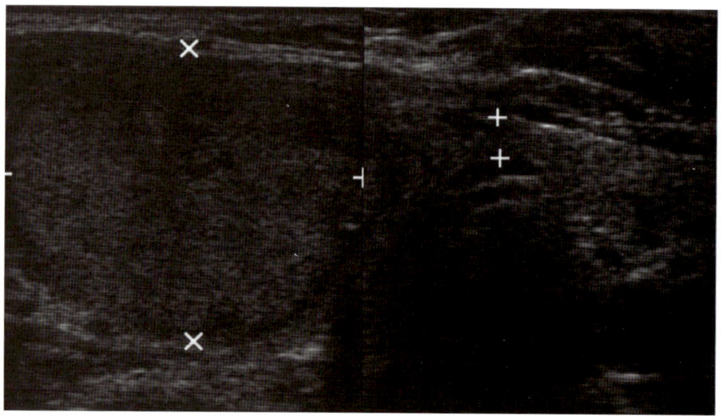

갑상샘초음파

9.4. 중독성결절성갑상샘종 2

성별 및 나이 : 여자 67세

주증상 : 피로감 및 체중감소

현병력 : 갑상샘결절로 경과관찰 중인 환자로 최근 심해지는 피로감과 체중감소로 방문. 체중감소는 1달전부터 시행한 치과치료가 원인으로 생각하고 있음.

이학적소견 : 갑상샘좌엽에 단단한 결절이 촉진됨.

갑상샘기능검사

T3: 2.18 ng/mL FT4: 2.21 ng/dL

TSH: 0.02 mIU/L TSH-R-Ab: 0.01 IU/L

갑상샘스캔

갑상샘좌엽에 강한 방사능축적이 관찰됨. 갑상샘우엽에는 미약한 섭취만 관찰됨.

갑상샘초음파

갑상샘좌엽에 중간음영의 결절이 관찰됨.

진단

중독성결절성갑상샘종

치료 및 경과

수술이나 방사성요오드치료보다 항갑상샘제 복약을 원해, 항갑상샘제투여로 증상이 소실되고, 갑상샘기능은 정상화됨.

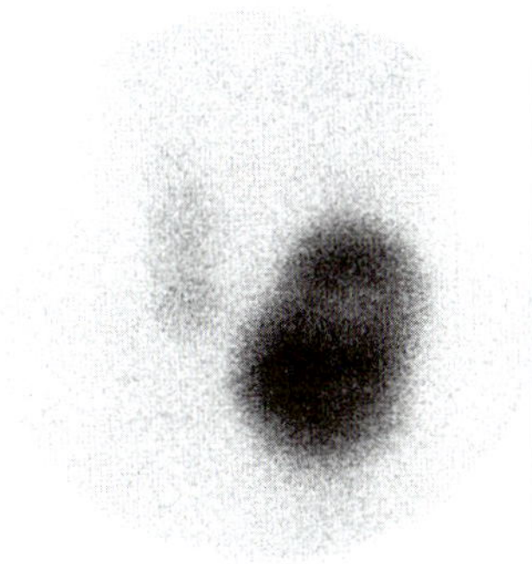

갑상샘스캔

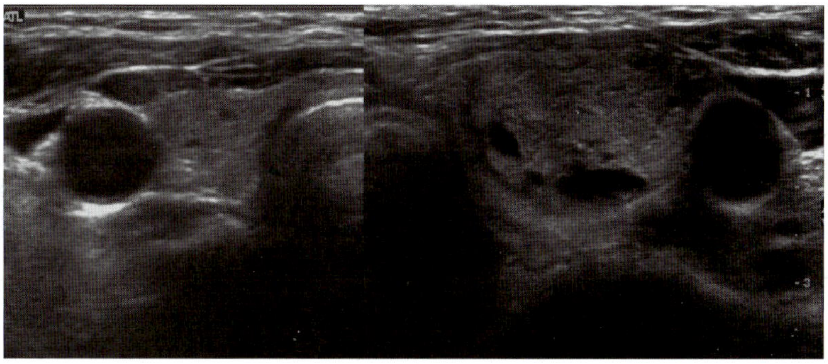

갑상샘초음파

9.5. 중독성결절성갑상샘종 3

성별 및 나이 : 남자 72세

주증상 : 호흡곤란

현병력 : 중독성결절성갑상샘종으로 11년간 항갑상샘제치료 중인 환자로 최근에 악화된 호흡곤란으로 발생. 순환기내과에서 심방세동발생에 의한 호흡곤란악화로 진단됨.

과거력 : 만성폐쇄성폐질환으로 복약 중.

이학적소견 : 갑상샘 좌엽에 단단한 결절이 촉진됨.

갑상샘기능검사

T3: 2.8 ng/mL　　FT4: 3.3 ng/dL

TSH: 0.02 mIU/L　　TSH-R-Ab: 0.01 IU/L

갑상샘스캔

갑상샘좌엽에 강한 방사능축적이 관찰됨. 갑상샘우엽에는 미약한 섭취만 관찰됨.

갑상샘초음파

갑상샘좌엽에 중간에코의 결절이 관찰됨.

진단

중독성결절성갑상샘종, 심방세동, 만성폐쇄성폐질환

치료 및 경과

I-131 20mCi 치료시행후 정상갑상샘기능상태로 회복되고, 갑상샘스캔에서 열결절의 방사능섭취가 주위정상갑상샘조직과 유사해짐. 심방세동에 대하여서는 디곡신 및 와파린 복약 중.

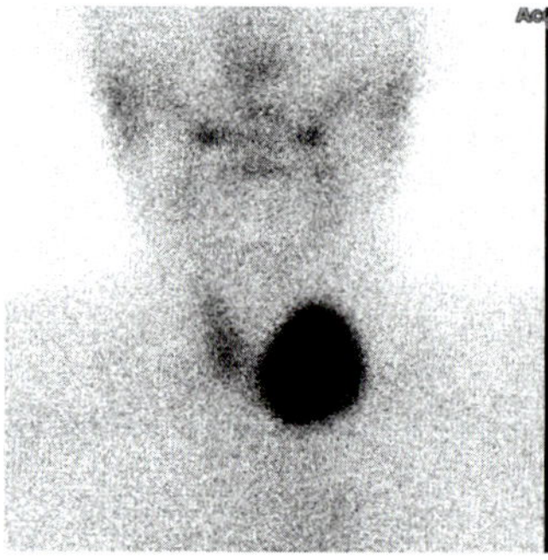

치료전 갑상샘스캔

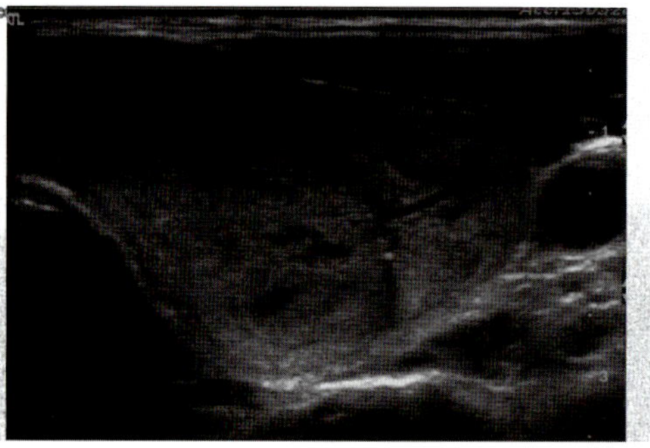

갑상샘초음파

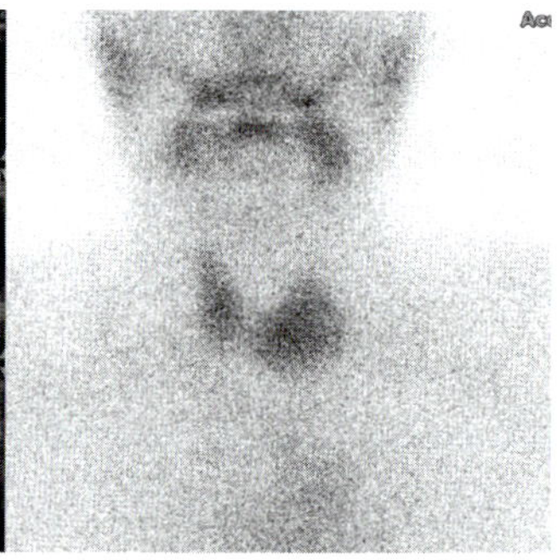

치료후 갑상샘스캔

9.6. 선천성갑상샘기능저하증

성별 및 나이 : 여자 1개월

방문목적 : 출생후 혈액검사상 증가된 갑상샘자극호르몬으로 갑상샘기능 평가위해

현병력 : 출생후 시행한 대사검사에서 TSH 30.7 mIU/L로 측정되어 정밀검사를 위해 방문함.

이학적소견 : 특이소견없음.

갑상샘기능검사

T3: 1.6 ng/mL FT4: 0.8 ng/dL TSH: 47.1 mIU/L

갑상샘스캔

혀부위에서 종격동까지 방사능섭취가 관찰되지 않음.

갑상샘초음파

전경부에 갑상샘이 관찰되지 않음.

진단

갑상샘무형성증에 의한 선천성갑상샘기능저하증

치료 및 경과

갑상샘호르몬 보충요법으로 정상갑상샘기능상태로 유지. 정상적 발달을 하고 있음.

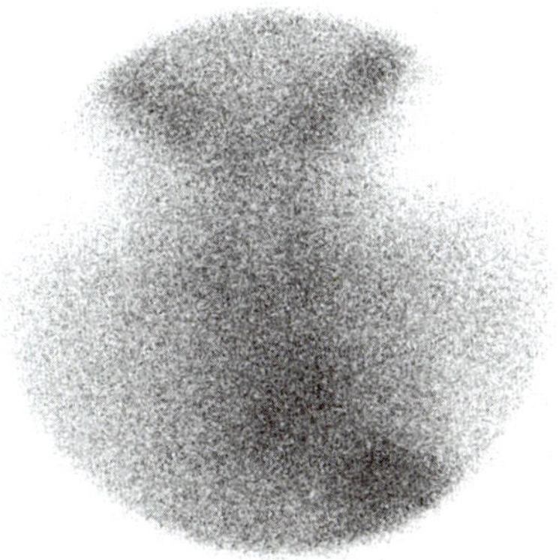

갑상샘스캔

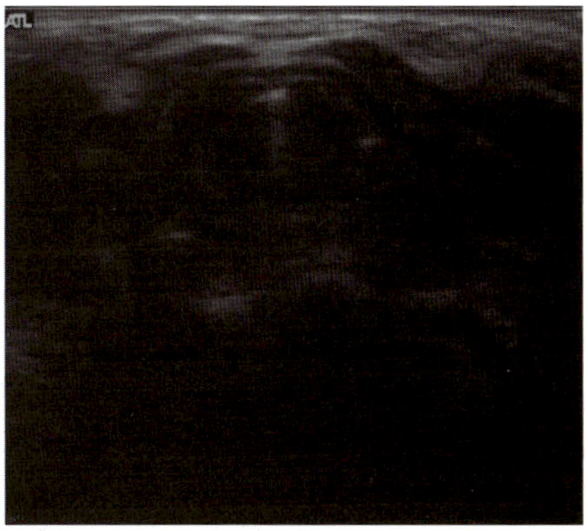

갑상샘초음파

9.7. 후천성갑상샘기능저하증 1

성별 및 나이 : 여자 53세

주증상 : 악화된 피로감

현병력 : 평소 쉽게 피곤해지는 증상이 있던 중 최근 피곤함이 심해짐. 추위를 심하게 타나 체질으로 생각하고 지냈음. 그외 특별히 불편한 증상은 없음.

이학적소견 : 단단하고 표면이 거친 미만성 갑상샘종대.

갑상샘기능검사

T3: 0.5 ng/mL FT4: 0.6 ng/dL TSH: 50.9 mIU/L

Thyroid peroxidase antibody: 518.9 U/mL Thyroglobulin antibody: 727.47 U/mL

갑상샘스캔

비대해진 갑상샘양엽에 불균등한 방사능섭취가 관찰됨.

갑상샘초음파

불균등한 음영을 보이는 미만성갑상샘종대.

진단

자가면역성갑상샘염에 병발된 갑상샘기능저하

치료 및 경과

갑상샘호르몬 보충요법으로 증상이 소실되고 정상갑상샘기능 상태를 보임. 갑상샘의 크기도 감소함.

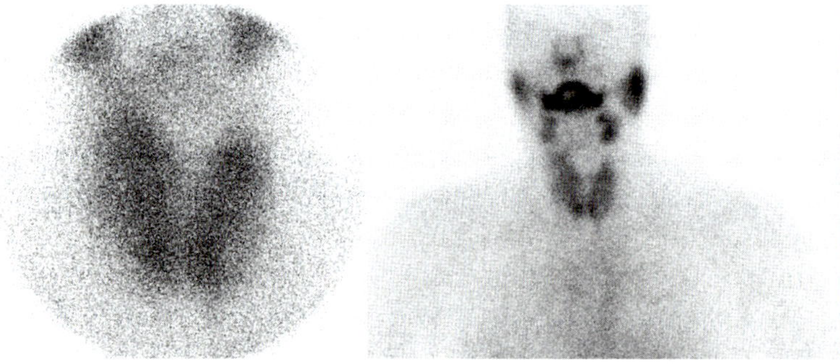

갑상샘스캔

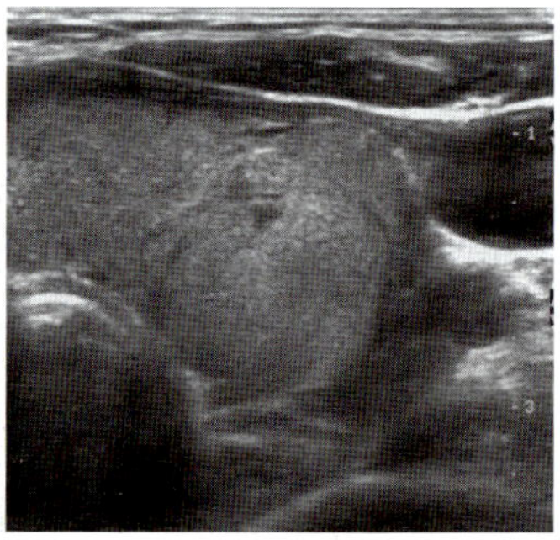

갑상샘초음파

9.8. 후천성갑상샘기능저하증 2

성별 및 나이 : 여자 39세

주증상 : 방사성요오드치료후 체중증가

현병력 : 7년전 그레이브스병으로 진단된 후 7년간 약물치료를 시행하였으나, 호전과 악화를 반복하는 갑상샘기능항진상태 지속으로, I-131 15mCi로 치료를 시행함(치료 후 얻은 스캔에서 갑생샘에 방사성요오드 축적이 관찰됨). 방사성요오드 치료후 체중증가. 눈의 불편감은 몇 년간 비슷하게 지속됨.

이학적소견 : 미약한 갑상샘종대(방사성요오드치료전은 심한 갑상샘종대).
안구돌출 (방사성요오드치료전과 유사).

갑상샘기능검사

T3: 0.51 ng/mL FT4: 1.25 ng/dL TSH: 9.89 mIU/L

Thyroid peroxidase antibody: 3000 U/mL 초과 Thyroglobulin antibody: 480.98 U/mL

갑상샘스캔

전경부에 갑상샘이 관찰되지 않음.

진단

일차성갑상샘기능저하 (방사성요오드치료 유발)

그레이브스 안병증

만성자가면역성갑상샘염

치료 및 경과

갑상샘호르몬 보충요법으로 정상갑상샘기능 상태를 보임. 방사성요오드치료후 안병증의 악화 없음. 지속적인 갑상샘호르몬 보충요법 시행 및 추적관찰 중.

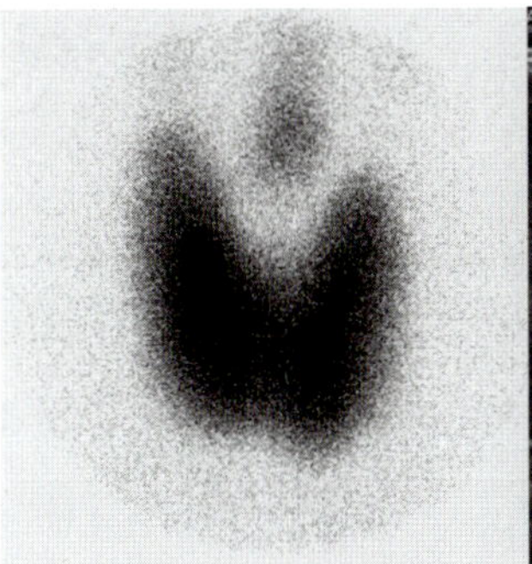

치료전 갑상샘스캔

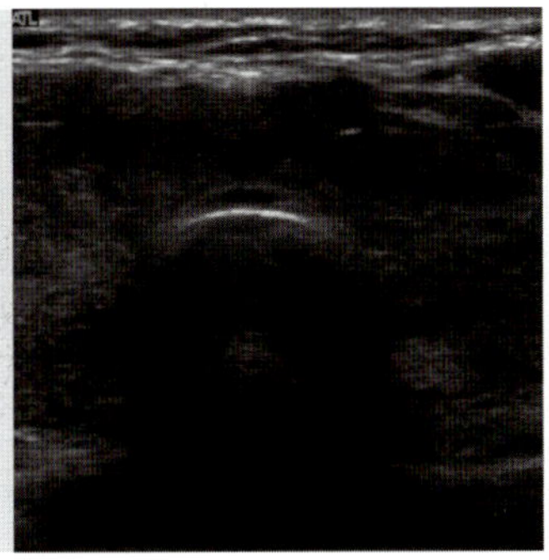

갑상샘초음파

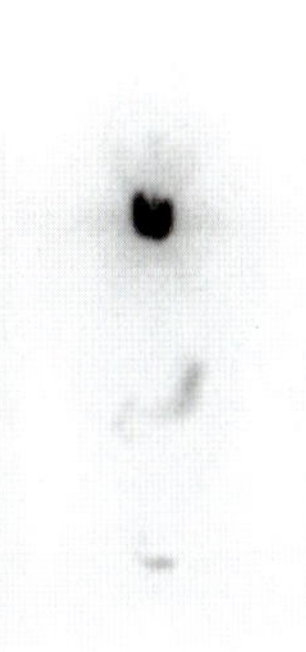

I-131 치료스캔

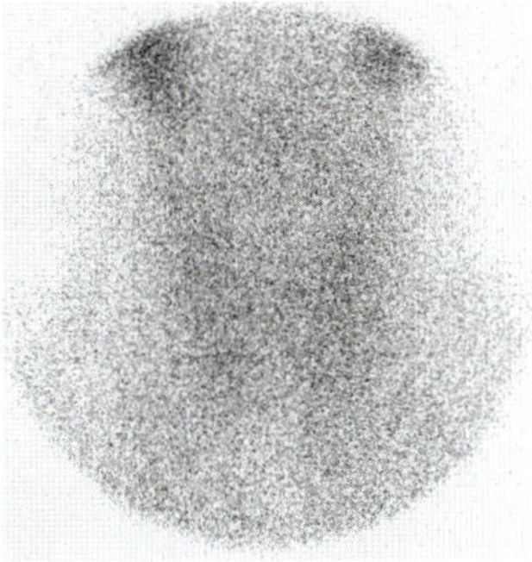

치료후 갑상샘스캔

9.9. 아급성갑상샘염

성별 및 나이 : 여자 34세

주증상 : 전경부통증 및 경부이물감

현병력 : 불현성갑상샘기능저하증으로 경과관찰 중 3주전부터 전경부통증과 이물감이 발생함. 체중감소는 없었으나, 피로감과 두근거림이 발생함. 1달전 정도에 감기증상이 있었음.

이학적소견 : 미약한 갑상샘비대. 갑생샘부위 압통 및 열감.

갑상샘기능검사

T3: 2.97 ng/mL　　FT4: 3.14 ng/dL

TSH: 0.09 mIU/L　　Thyroid peroxidase antibody : 1092.3 U/mL

ESR: 45 mm/hr　　CRP: 1.6 mg/dL

갑상샘스캔

갑상샘에 방사능섭취가 매우 감소되어 있어 거의 관찰되지 않음.

방사성요오드섭취율

6시간: 2.4%　　24시간: 2.6%

갑상샘초음파

특이소견없음.

진단

아급성갑상샘염

불현성갑상샘기능저하

치료 및 경과

특이한 치료없이 호전되었으며, 2개월후 시행한 갑상샘스캔에서 갑상샘의 방사능섭취가 회복됨. 추적관찰 갑상샘기능검사에서 불현성갑상샘기능 저하상태로 유지됨.

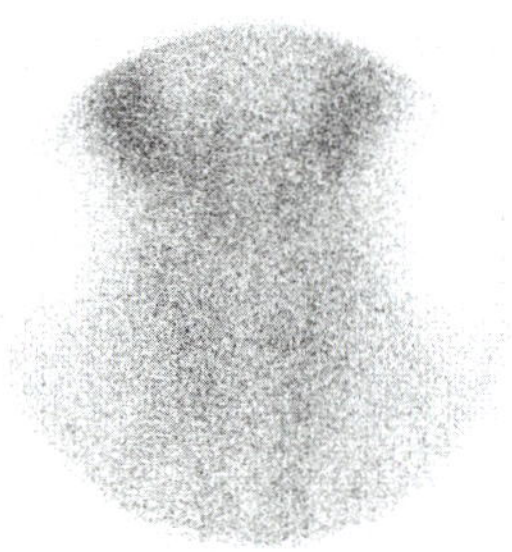

초기 갑상샘스캔

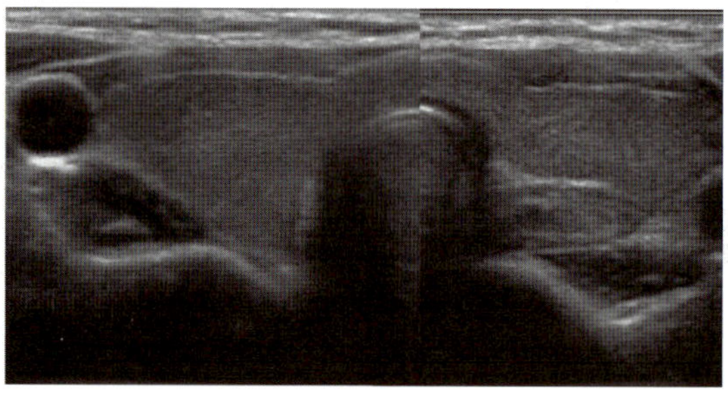

갑상샘초음파

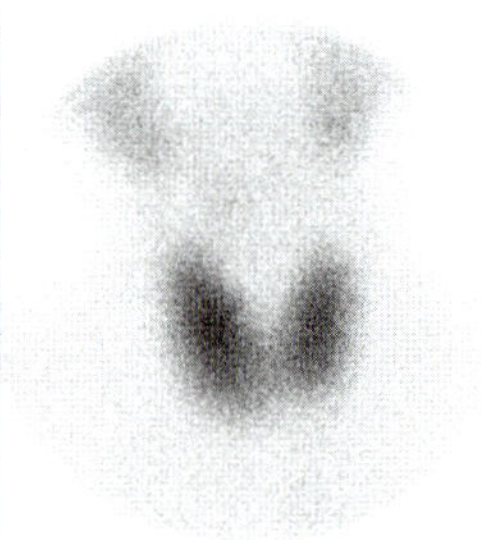

2개월후 갑상샘스캔

9.10. 무통성갑상샘염

성별 및 나이 : 여자 25세

주증상 : 가슴두근거림

현병력 : 그레이브스병 치료후 관해상태로 지내던 중, 가슴두근거림이 발생하여 방문함. 체중감소나 손떨림은 없었음.

과거력 : 그레이브스병 완치병력.

이학적소견 : 중등도의 갑상샘비대가 있으나 압통은 없음.

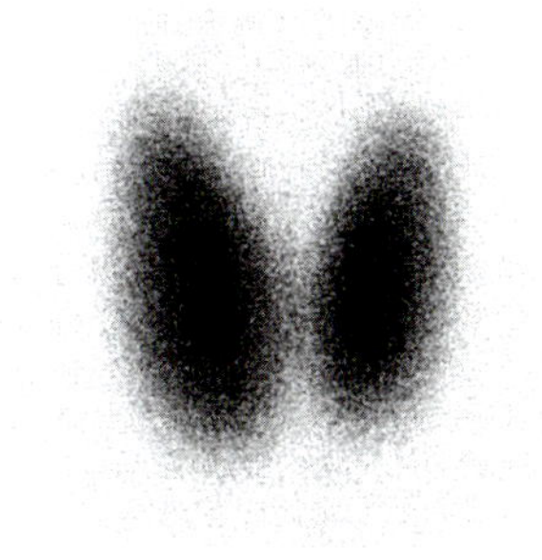

갑상샘기능항진증진단시 갑상샘스캔

갑상샘기능검사

T3: 1.12 ng/mL	FT4: 1.08 ng/dL
TSH: 0.09 mIU/L	TSH-R-Ab: 0.4 IU/L
ESR: 13 mm/hr	CRP: 0.3 mg/dL

갑상샘스캔

방사능섭취가 매우 감소되어 있어, 갑상샘이 거의 관찰되지 않음.

방사성요오드섭취율

6시간: 1.8%　　24시간: 1.0%

갑상샘초음파

특이소견없음.

진단

무통성갑상샘염

치료 및 경과

2개월후 다시 시행한 갑상샘스캔상 갑상샘양쪽엽이 관찰되었고, 갑상샘기능은 정상화됨.

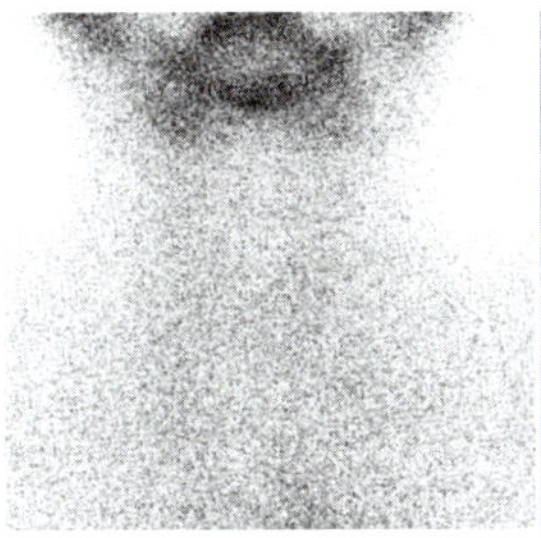

초기 갑상샘스캔

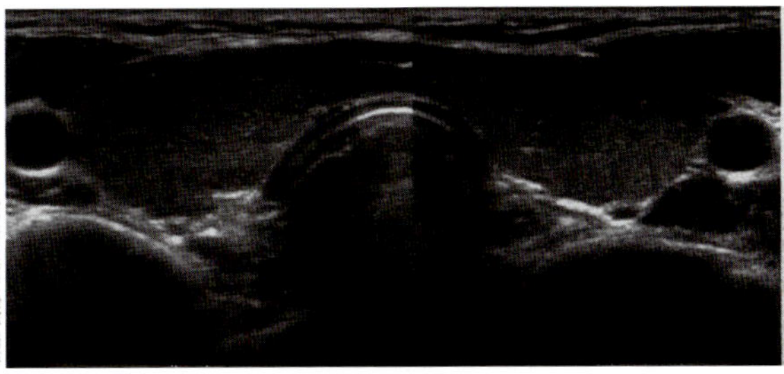

갑상샘초음파

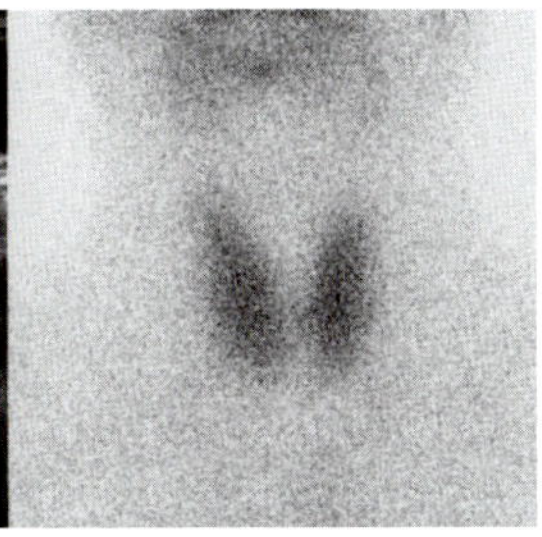

2개월후 갑상샘스캔

9.11. 갑상샘결절 (냉결절)

성별 및 나이 : 여자 35세

주증상 : 우측경부 종괴

현병력 : 갑상샘질환의 병력이 없는 환자로 우연히 우측경부 종괴발견으로 방문. 갑상샘중독증상 없음.

이학적소견 : 갑상샘우엽에 단단한 결절이 촉진됨.

갑상샘기능검사

T3: 1.01 ng/mL FT4: 1.52 ng/dL TSH: 2.28 mIU/L

갑상샘스캔

갑상샘우엽에 냉결절이 관찰됨.

갑상샘초음파

갑상샘우엽에 4.2cm 크기의 높은 음영을 가진 결절이 관찰됨.

초음파유도하세침흡인술

양성의 갑상샘여포세포가 관찰됨.

진단

양성 갑상샘결절, 우엽

치료 및 경과

특별한 치료없이 주기적인 갑상샘기능검사 및 초음파검사로 경과관찰 중.

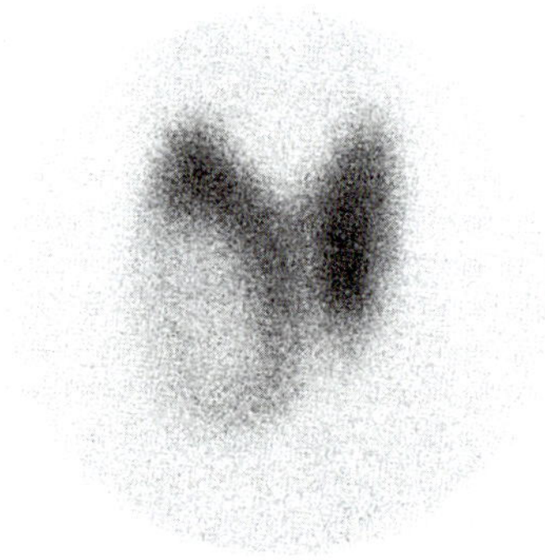

갑상샘스캔

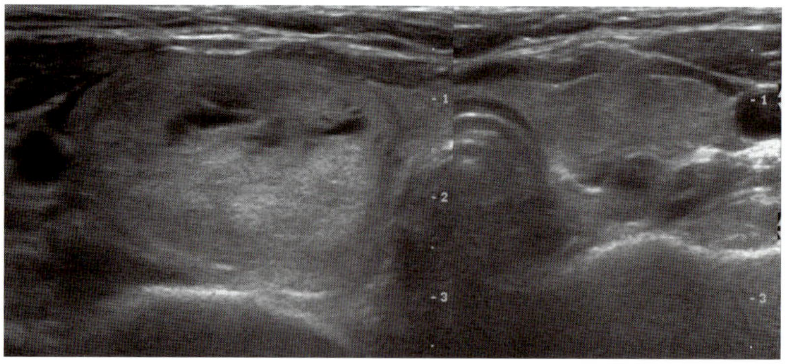

갑상샘초음파

9.12. 갑상샘결절 (열결절)

성별 및 나이 : 여자 47세

방문목적 : 건강검진상 발견된 갑상샘결절 평가위해

현병력 : 건강검진으로 시행된 갑상샘초음파에서 우엽에 갑상샘결절이 발견됨. 갑상샘 중독증상 없음.

이학적소견 : 갑상샘우엽에 단단한 결절이 촉진됨.

갑상샘기능검사

T3: 1.4 ng/mL FT4: 1.4 ng/dL TSH: 0.90 mIU/L

갑상샘스캔

갑상샘우엽에 열결절이 관찰됨.

갑상샘초음파

갑상샘우엽에 1.5cm 크기의 중등도 음영을 가진 결절이 관찰됨.

초음파유도하세침흡인술

양성의 갑상샘여포세포가 관찰됨.

진단

갑상샘결절, 양성

치료 및 경과

특별한 치료없이 주기적인 갑상샘기능검사 및 초음파검사로 경관관찰 중.

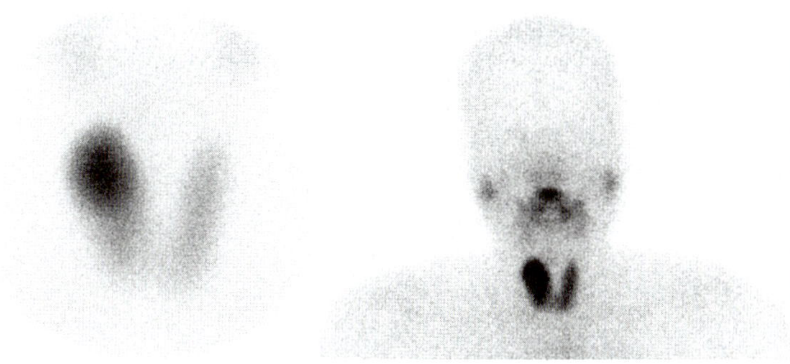

갑상샘스캔

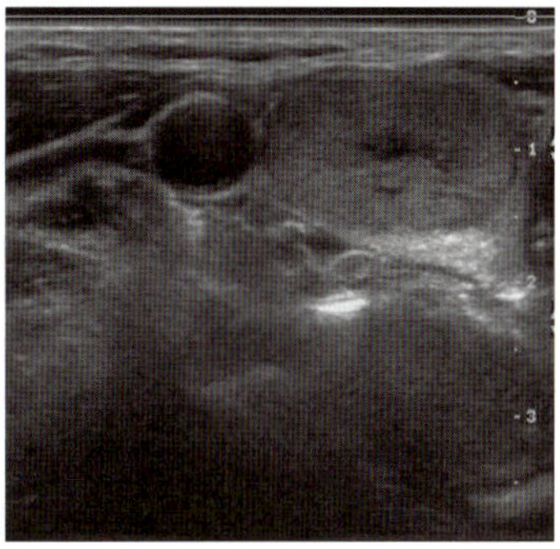

갑상샘초음파

9.13. 갑상샘결절 (다발성열결절)

성별 및 나이 : 여자 61세

방문목적 : 건강검진상 발견된 다발성갑상샘결절

현병력 : 건강검진으로 시행된 갑상샘초음파에서 양쪽엽에 다발성갑상샘결절이 발견됨. 갑상샘중독증상 없음.

이학적소견 : 갑상샘좌엽에 단단한 결절 촉진됨.

갑상샘기능검사

T3: 1.07 ng/mL FT4: 1.60 ng/dL TSH: 0.01 mIU/L

갑상샘스캔

갑상샘양엽에 열결절이 관찰됨.

갑상샘초음파

갑상샘우엽에 1.0cm 저음염결절이, 갑상샘좌엽에 2.4cm 중등도음영의 결절이 관찰됨.

초음파유도하세침흡인술

양성의 갑상샘여포세포가 관찰됨.

진단

불현성갑상샘기능항진

다결절갑상샘종, 양성

치료 및 경과

특별한 치료없이 주기적인 갑상샘기능검사 및 초음파검사로 경관관찰 중.

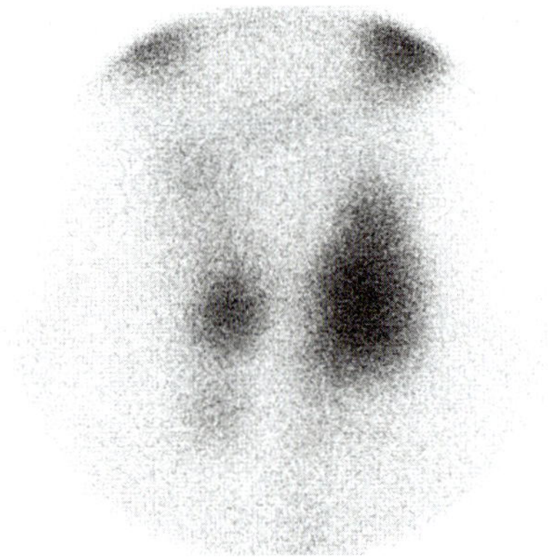

갑상샘스캔

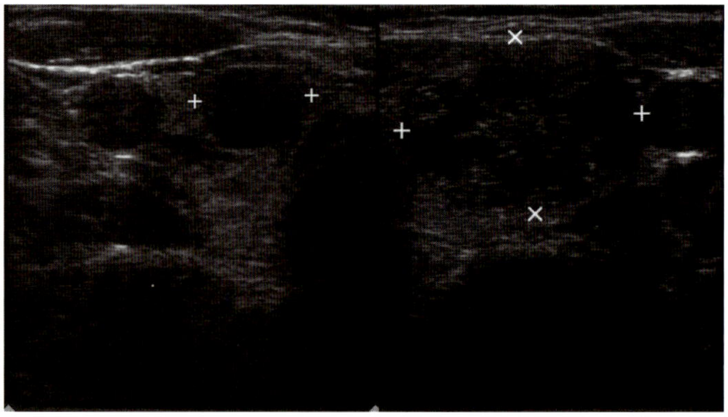

갑상샘초음파

9.14. 자가면역갑상샘염

성별 및 나이 : 여자 60세

주증상 : 전경부 비대증

현병력 : 갑상샘질환의 병력이 없는 환자로 경부비대증으로 방문. 갑상샘중독 혹은 갑상샘기능저하 증상 없음.

이학적소견 : 단단한 중증의 갑상샘비대. 압통없음.

갑상샘기능검사

T3: 1.18 ng/mL FT4: 0.84 ng/dL

TSH: 1.69 mIU/L Thyroid peroxidase antibody: 305.8 U/mL

갑상샘스캔

비대해진 갑상샘양엽에 불균등한 방사능섭취가 관찰됨.

갑상샘초음파

갑상샘 비대증이 관찰되며, 불규칙한 음영이 관찰됨.

진단

만성자가면역성갑상샘염

치료 및 경과

특별한 치료없이 주기적인 갑상샘기능검사로 경관관찰 중.

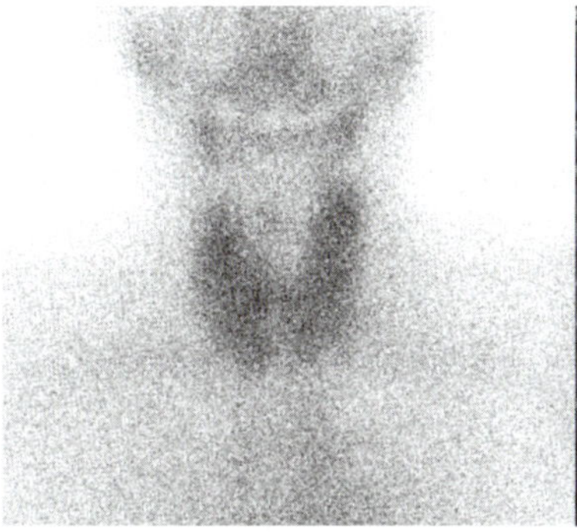

갑상샘스캔

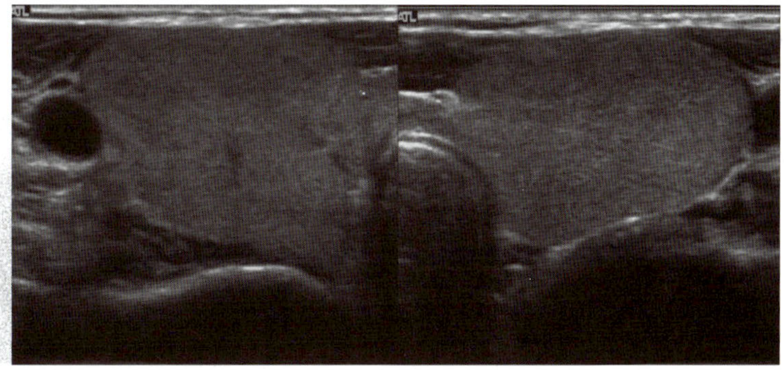

갑상샘초음파

9.15. 흉골하갑상샘

성별 및 나이 : 여자 60세

주증상 : 종격동 종괴

현병력 : 다발성갑상샘결절으로 갑상샘절제술후 갑상샘호르몬 보충요법을 시행중인 환자로 검진목적으로 시행한 흉부 X-선 영상에서 종격동종괴가 발견되어 평가를 위해 방문함.

과거력 : 12년전 다발성갑상샘결절로 갑상샘전절제술 시행.

이학적소견 : 갑상샘은 촉진되지 않음. 경부에 수술절개 흉터.

갑상샘기능검사

T3: 2.56 ng/mL　　FT4: 1.40 ng/dL　　TSH: 0.21 mIU/L

갑상샘스캔

Tc-99m스캔에서는 갑상샘절제후 잔류조직이 경부에 미약하게 관찰됨. I-123스캔에서는 경부에 방사능축적이 관찰되며 흉부중앙부에도 방사능축적이 관찰됨.

흉부 CT

조영증강이 잘되는 종격동 종괴가 관찰됨.

진단

흉골하갑상샘

의인성 갑상샘중독증

경과

갑상샘호르몬을 감량한 후 갑상샘기능은 정상화됨. 흉골하갑생샘은 특이한 치료없이 경과관찰 중.

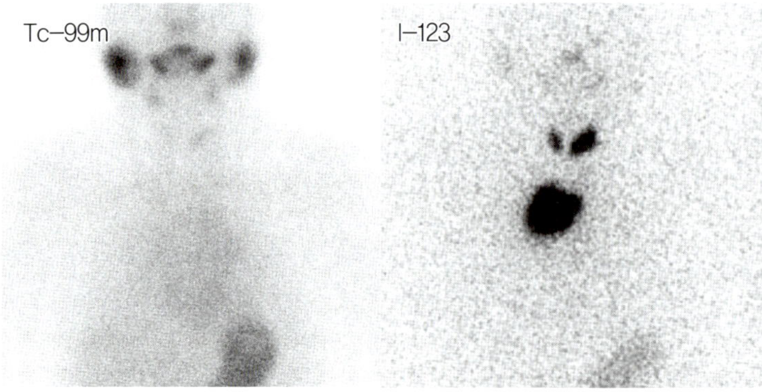

갑상샘스캔

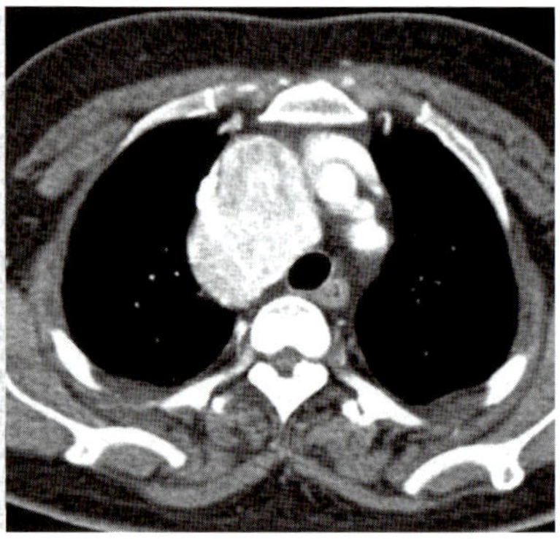
흉부 CT

9.16. 갑상샘암 1

성별 및 나이 : 여자 21세

방문목적 : 갑상샘암 수술후 방사성요오드치료 위해

현병력 : 유두상갑상샘암으로 갑상샘절제술후 방사성요오드치료를 위해 방문함.

수술후 병기 : T3(extrathyroidal), N1b(외측 경부림프절전이), Mx

이학적소견 : 경부에 수술절개 흉터. 경부에 비정상림프절이 촉진되지 않음.

흉부 X-선 영상 및 CT

특이소견 없음.

방사성요오드제거술

전처치를 시행후 (7장 참조) I-131 150mCi를 경구투여함.

방사성요오드치료후 전신스캔

양쪽폐에 미만성섭취 및 우측경부에 국소적 섭취가 발견됨. 우경경부림프절 및 미만성 폐전이로 진단됨.

진단

유두상갑상샘암의 미만성폐전이 및 경부림프절전이

치료 및 경과

3차례의 고용량 방사성요오드치료를 추가로 시행하였으며, 갑상샘글로불린이 지속적으로 높아 추가방사성요오드치료 계획.

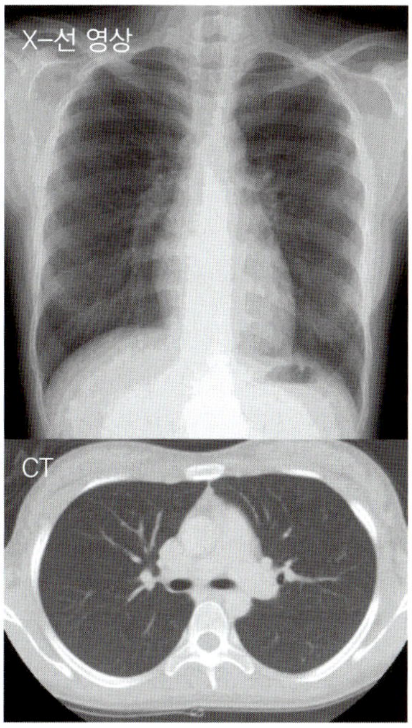

흉부 X-선 및 CT

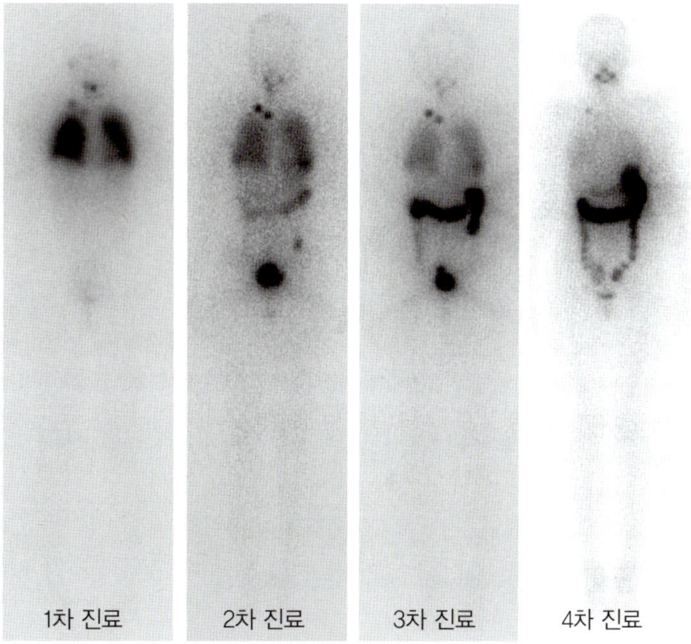

고용량 방사성요오드 치료후 전신스캔

9.17. 갑상샘암 2

성별 및 나이 : 여자 26세

방문목적 : 갑상샘암 수술후 방사성요오드치료를 위해

현병력 : 유두상갑상샘암으로 갑상샘절제술후 방사성요오드치료를 위해 방문함.

수술후 병기 : T3(extrathyroidal), N1b(외측 경부림프절전이), M1(다발성폐전이)

이학적소견 : 경부에 수술절개 흉터. 경부에 비정상림프절이 촉진되지 않음.

흉부 X–선 영상 및 CT

흉부 X-선 영상에서는 병소가 발견되지 않으나, CT상 다발성폐전이병소가 관찰됨.

방사성요오드제거술

전처치를 시행후 (7장 참조) I-131 150mCi를 경구투여함.

방사성요오드치료후 전신스캔

양쪽폐에 미만성폐섭취 및 경부에 국소적섭취가 발견됨. 경부림프절 및 미만성폐전이로 진단됨.

진단

유두상갑상샘암의 미만성폐전이 및 경부림프절전이

치료 및 경과

2차례의 고용량 방사성요오드치료를 추가로 시행하였으며, 갑상샘자극호르몬 자극 갑상샘글로불린이 2ng/mL이하로 감소하였고, CT상 폐전이병소도 크기가 줄고 섬유화병소로 남아 완치판정후 경과 관찰 중. 9년간 재발이 없었음.

고용량 방사성요오드 치료후 전신스캔

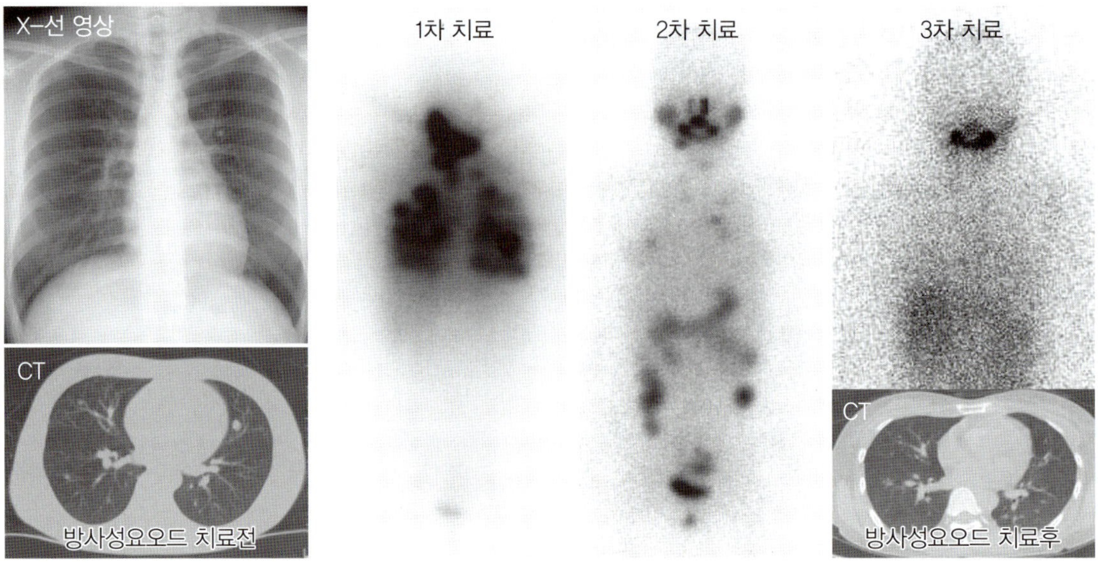

9.18. 갑상샘암 3

성별 및 나이 : 여자 42세

방문목적 : 갑상샘암 수술후 방사성요오드치료를 위해

현병력 : 유두상갑상샘암으로 갑상샘절제술후 방사성요오드치료를 위해 방문함.

수술후 병기 : T3(extrathyroidal), N1b(외측 경부림프절전이), Mx

이학적소견 : 경부에 수술절개 흉터. 경부에 비정상림프절이 촉진되지 않음.

흉부 X-선 영상

폐전이 병소가 발견되지 않음.

방사성요오드제거술

전처치를 시행후 (7장 참조) I-131 150mCi를 경구투여함.

방사성요오드치료후 전신스캔

평면영상에서는 경부중심부에 갑상샘잔류조직의 섭취가 관찰되고, 우측경부에 경부림프절전이 혹은 갑상샘조직가능성에 의한 미약한 방사능섭취가 관찰됨. SPECT/CT 영상에서 우측경부 섭취는 폐전이로 진단됨.

진단

유두상갑상샘암의 단발성폐전이

치료 및 경과

고용량 방사성요오드제거술후, 갑상샘자극호르몬 자극 갑상샘글로불린이 2ng/mL이하로 감소하여, 완치판정후 경과 관찰 중. 3년간 재발의 증거가 없었음.

고용량 방사성요오드 치료후 영상

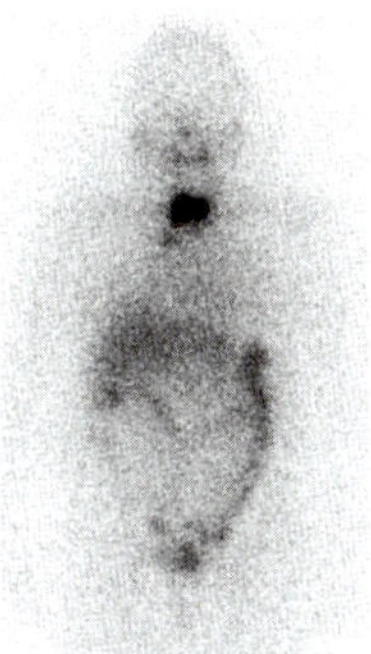

평면전신스캔

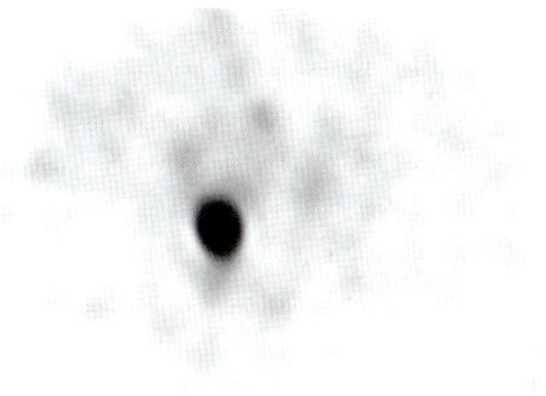

SPECT

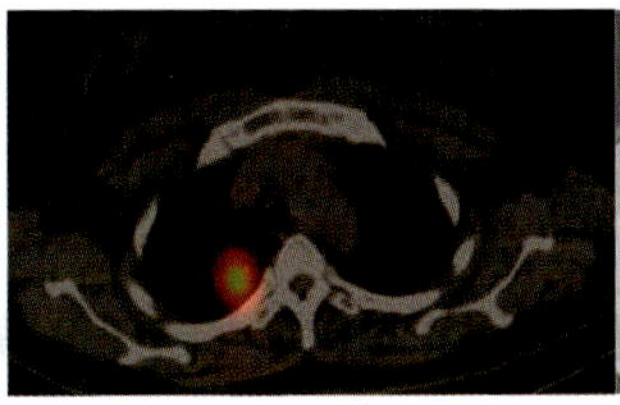

SPECT/CT

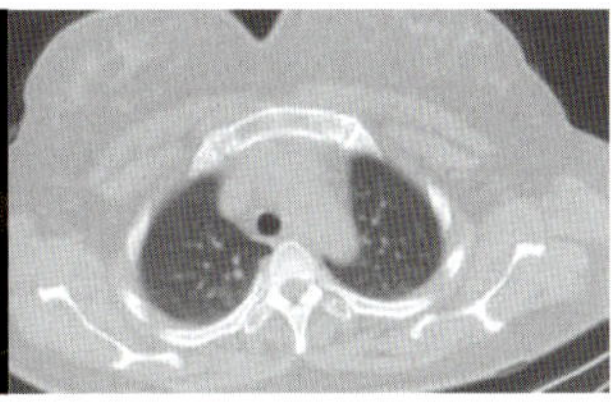

CT

9.19. 갑상샘암 4

성별 및 나이 : 남자 55세

방문목적 : 갑상샘암 수술후 방사성요오드치료를 위해

현병력 : 유두상갑상샘암으로 갑상샘절제술후 방사성요오드치료를 위해 방문함.

수술후 병기 : T3(extrathyroidal), N1b(외측 경부림프절전이), Mx

이학적소견 : 경부에 수술절개 흉터. 경부에 비정상림프절이 촉진되지 않음.

방사성요오드제거술

전처치를 시행후 (7장 참조) I-131 150mCi를 경구투여함.

수술후 및 방사성요오드치료전 F-18 FDG PET/CT

경부를 포함한 전신에 전이병소로 의심되는 방사능섭취가 관찰되지 않음.

방사성요오드치료후 전신스캔 및 SPECT/CT

경부에 다발성 국소섭취증가 부위가 관찰되어, 다발설경부림프절전이로 진단됨.

진단

유두상갑상샘암의 경부림프절전이

치료 및 경과

고용량 방사성요오드제거술후, 갑상샘자극호르몬자극 갑상샘글로불린이 2ng/mL이하로 감소하여, 완치판정후 경과 관찰 중. 2년간 재발의 증거가 없음.

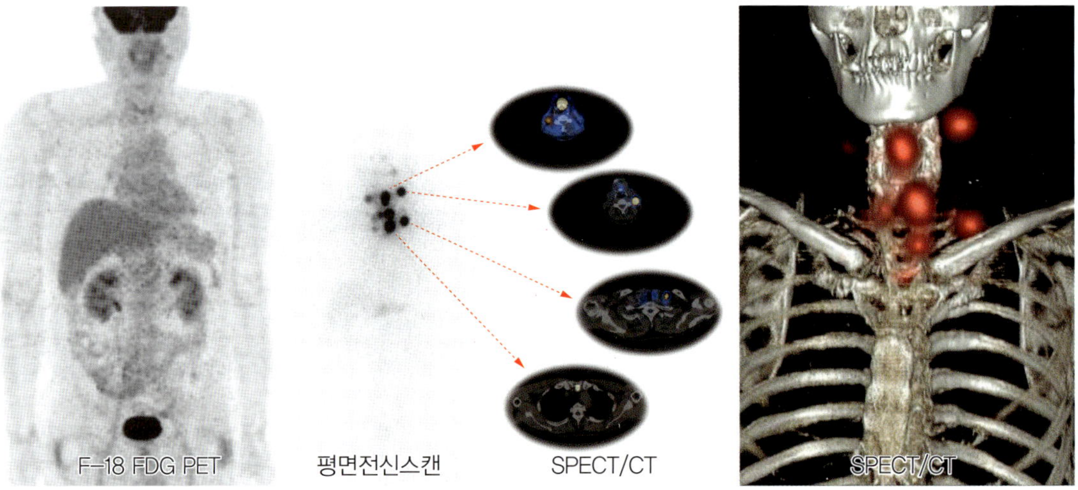

9.20. 갑상샘암 5

성별 및 나이 : 여자 43세

방문목적 : 갑상샘암 수술후 재발평가

현병력 : 유두상갑상샘암으로 갑상샘절제술후 재발평가를 위해 방문함.

수술후 병기 : T1(intrathyroidal, 1.5cm), Nx, Mx

이학적소견 : 경부에 수술절개 흉터. 경부에 비정상림프절이 촉진되지 않음.

수술전 F-18 FDG PET/CT

갑상샘암에 국소적 섭취관찰됨. 전이병소는 관찰되지 않음.

방사성요오드진단스캔 및 SPECT/CT

I-123 5mCi 투여 24시간후 영상을 획득하여 좌측경부에 국소적 이상섭취발견함. 림프절전이 가능성 있음.

경부초음파 및 세침흡인술세포진검사

정상림프절의 모양을 보였으나, 방사성요오드스캔소견을 바탕으로 세침흡인술을 하여 갑상샘암림프절전이로 진단됨.

진단

유두상갑상샘암의 경부림프절전이

치료 및 경과

재수술로 림프절전이병소를 절제후 재발없이 경과관찰 중.

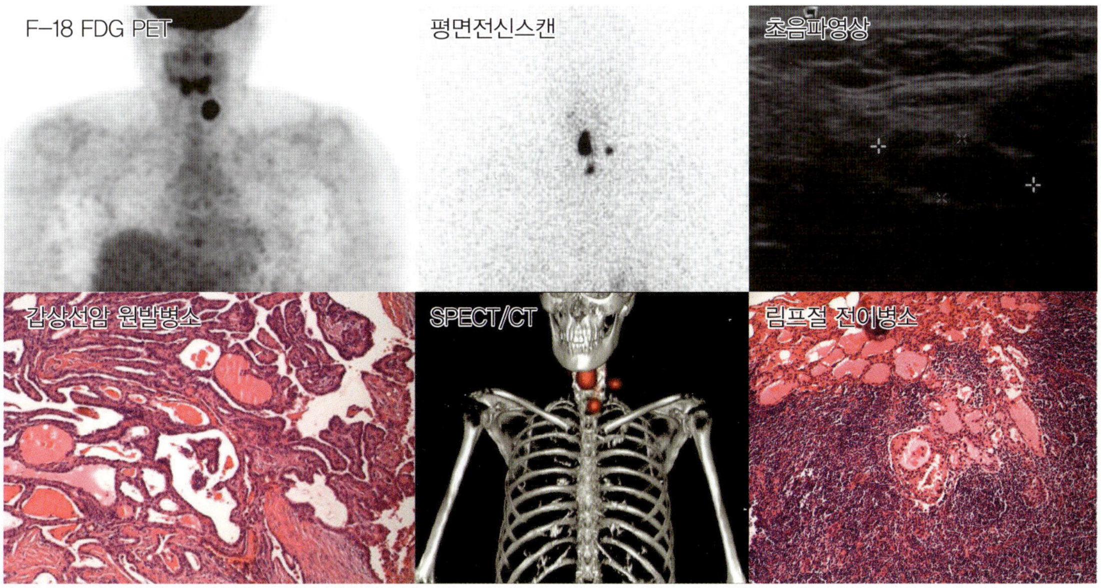

9.21. 갑상샘암 6

성별 및 나이 : 여자 53세

방문목적 : 고용량방사성요오드치료 위해

현병력 : 30년전 갑상샘질환으로 수술한 병력은 있으나, 원인질환은 미상임. 2개월전부터 발생한 우측골반통증으로 정형외과 방문 및 평가상 갑상샘암의 뼈전이로 진단되어 고용량방사성요오드치료를 위해 방문.

이학적소견 : 우측 엉치뼈에 10cm 크기의 종괴. 흉벽에 5cm 크기의 다발성 종괴.

방사성요오드제거술

전처치를 시행후 (7장 참조) I-131 200mCi를 경구투여함.

방사성요오드치료후 전신스캔

전신에 매우 강한 다발성 국소섭취가 있어, 그외 부분에는 방사능섭취가 거의 없어 국소섭취부위를 알기 어려움.

진단

동반시행된 CT, MRI, 뼈 X-선 바탕으로 다발성 다장기전이로 진단(폐전이, 뼈전이, 림프절전이 등)

치료 및 경과

1차례의 고용량방사성요오드치료가 시행되었고, 우측골반뼈전이부위는 외부방사선치료를 시행함. 통증감소로 삶의 질이 개선됨. 3년후 전이성갑상샘암의 진행으로 사망함.

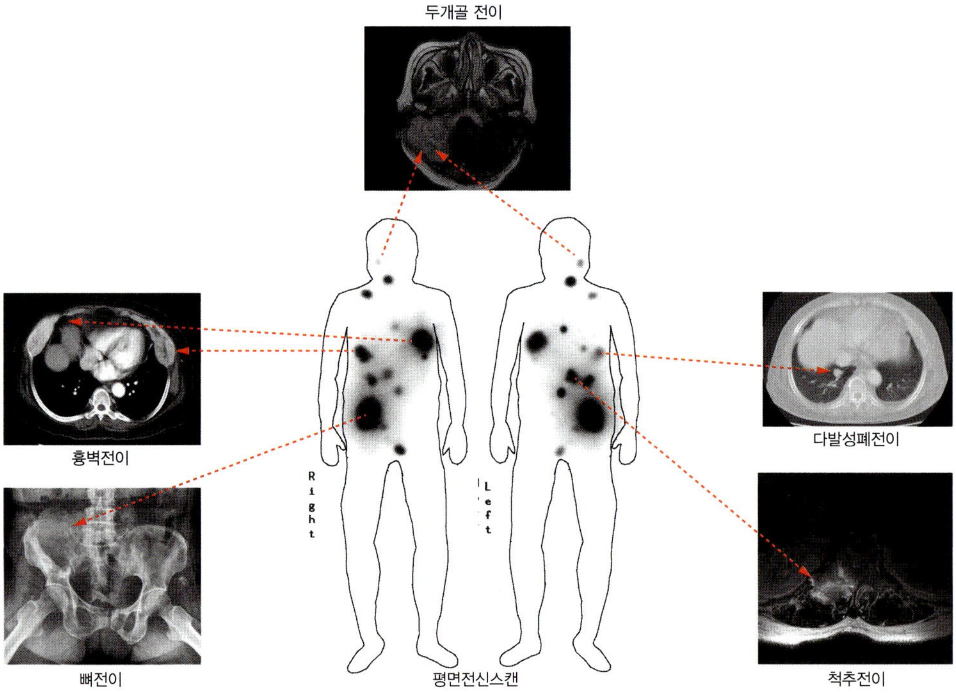

chapter 10

분화갑상샘암의 방사성요오드스캔

분화갑상샘암은 나트륨요오드공동수송체를 특이하게 발현하여 요오드를 축적하는 능력이 있고, 이러한 특성으로 인하여 방사성요오드스캔(radioiodine scan)을 시행하면 분화갑상샘암의 진단과 방사성요오드치료 반응여부를 예측할 수 있다. 방사성요오드스캔은 감마선을 방출하는 I-123이나, 소량의 I-131을 이용한 진단적영상(diagnostic radioiodine scan)과 대량의 I-131을 이용하여 잔류갑상샘제거술 혹은 갑상샘암치료술을 시행한 이후 영상은 얻는 치료후영상(post-treatment radioiodine scan)이 있다.

방서성요오드스캔은 분화갑상샘암환자에서 갑상샘전절제술 이후에 시행되므로, 정상적으로 방사성요오드가 축적될 수 있는 침샘, 위장관, 신장비뇨기계 등을 제외하고 방사능의 축적이 보이면 분화갑상샘암의 전이병소를 먼저 생각하게 된다. 분화갑상샘암의 전이병소가 방사성요오드스캔에서 발견되면, 수술 혹은 방사성요오드치료를 통하여 처치를 시행하게된다. 하지만, 국소적 방사성요오드 축적을 일으켜 방사성요오드스캔에 위양성 소견을 나타낼 수 있는 다양한 생리적상태 및 병리적원인이 있으므로 불필요한 수술 혹은 방사성요오드치료를 피하기 위해서는 방사성요오드스캔판독에 정확한 해석이 필요하며, 위양성 가능성에 대하여 주의를 기울여야 한다.

이장에서는 방사성요오드스캔에서 소견에 대하여 주로 기술하고자 하며, 영상검사전처치 및 방사성의약품은 6장에 기술하였다.

10.1. 분화갑상샘암병소의 방사성요오드 축적

방사성요오드 축적여부로 갑상샘암의 전이여부를 판정하는 원리는 핵의학영상기기가 개발되기 이전부터 이용되었다. 다발성원격전이를 가진 분화갑상샘암환자를 처음 방사성요오드로 치료한 Samuel Seidlin 등은 방사성요오드를 투여한 이후 전이병소로 의심되

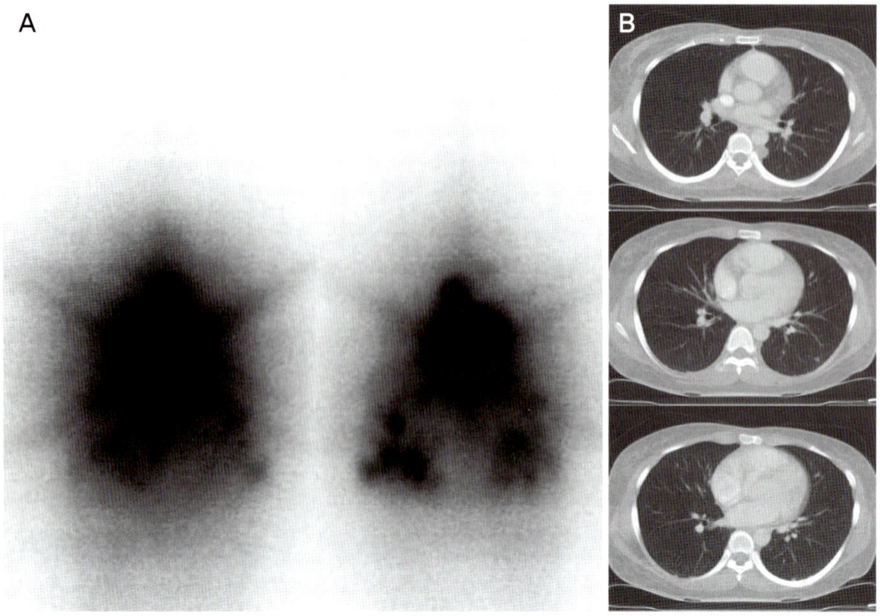

그림 10-1. 갑상샘수술후 잔류된 많은량의 정상갑상샘조직으로 인하여 방사성요오드전신스캔(A)에서 두경부 및 상흉부의 판독이 불가능하다. 분화갑상샘암의 다발성폐전이로 인해 양쪽 폐에 많은 국소적인 섭취병소가 관찰된다. 흉부CT(B)상 다발성전이에 의한 미세결절이 관찰된다.

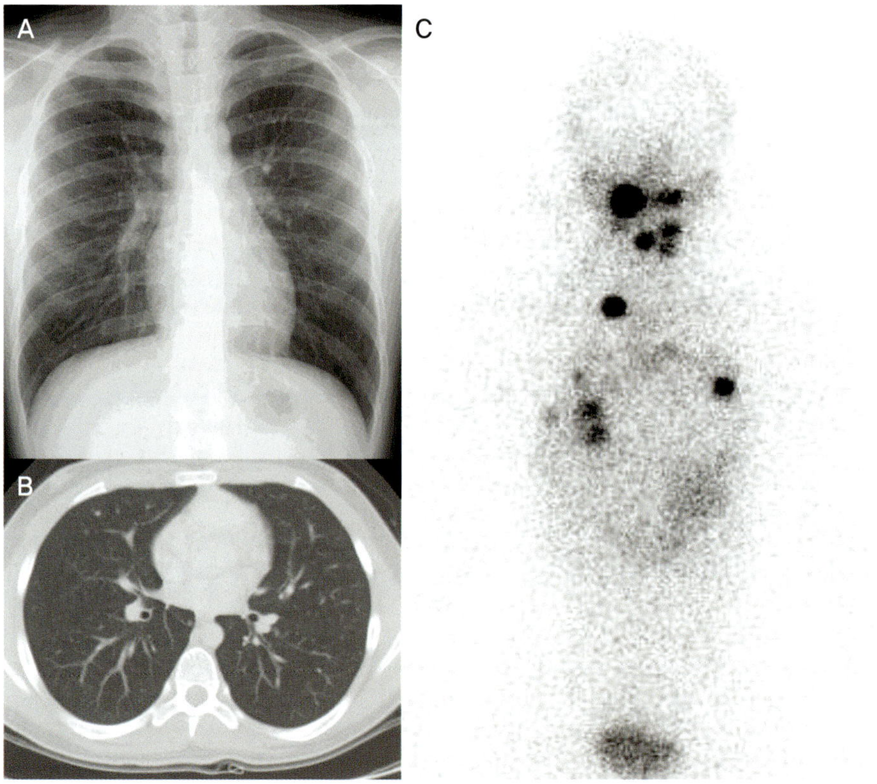

그림 10-2. 분화갑상샘암으로 갑상샘전절제술은 받은 환자.
흉부 X-선 영상(A)에는 폐전이가 관찰되지 않으나, CT영상(B)에는 작은 결절이 관찰된다. 방사성요오드전신스캔(C)에는 CT영상 보다 많은 수의 폐전이가 양쪽 폐야에 명확히 관찰된다.

는 부위에서 방사능검출기로 방사능세기를 측정하여 분화갑상샘암의 전이를 확인하였다. 핵의학 영상기기의 발전으로 방사성요오드가 축적된 부위를 단층촬영으로 명확이 국소화 할 수 있으며, 현재는 CT와 결합된 융합영상기기의 개발로 방사성요오드가 축적된 부위의 정확한 위치뿐만 아니라 병소의 해부학적 정보도 함께 얻을 수 있다. 분화갑상샘암은 경부림프절, 폐, 뼈 및 종격동에 가장 빈번히 전이를 일으키며, 지연 방사성요오드스캔에서 병변이 더 명확히 관찰되는 경우가 많고, 병변의 숫자가 더 많이 관찰되는 경향이 있다.

갑상샘절제술후 잔류갑상샘조직이 많은 경우, 드물지 않게 방사성요오드스캔의 두경부 및 상흉부해석에 제한이 있을 수 있다. 이는 잔류갑상샘조직에 너무 많은 방사성요오드축적으로 인해 경부에 영상신호가 너무 높고 성상인공산물(star artifact)가 발생하여 영상이 왜곡되기 때문이다.(그림 10-1)

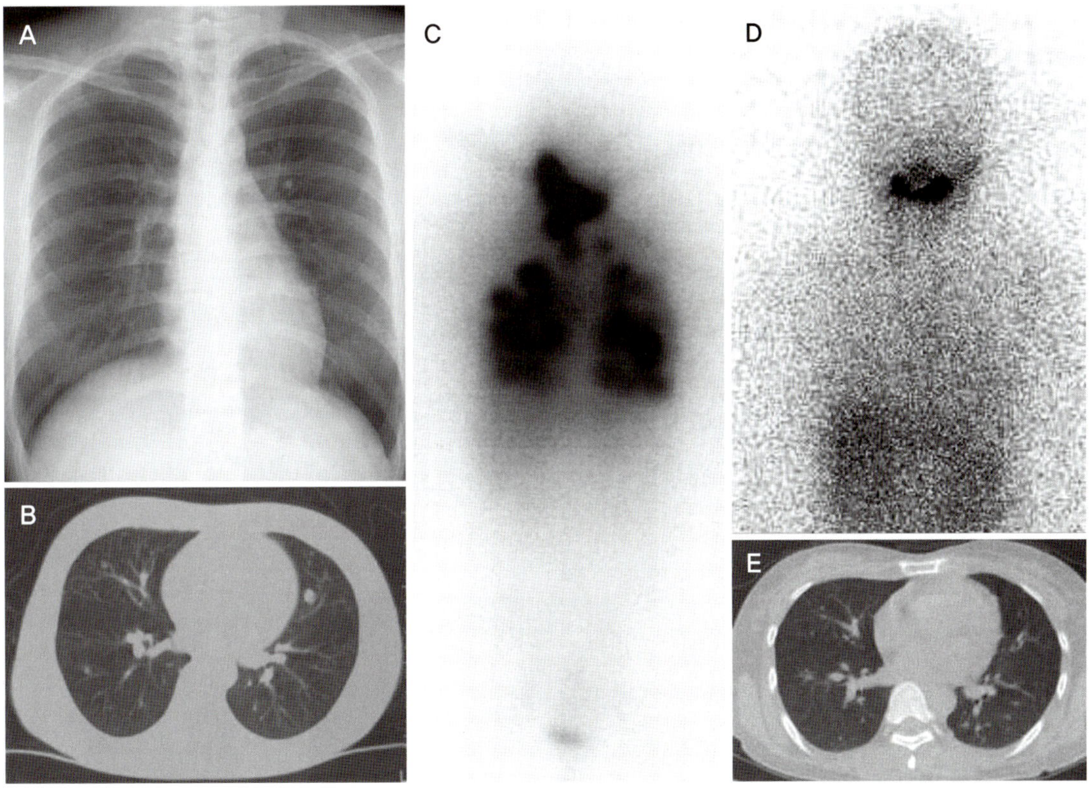

그림 10-3. 분화갑상샘암으로 갑상샘전절제술을 받은 환자.

(A) 흉부 X-선영상에 이상소견은 관찰되지 않으나, (B) 흉부CT 영상에는 다발성폐전이병소가 관찰된다. (C) 고용량방사성요오드치료후 시행한 감마카메라 평면영상에서 CT보다 많은 다발성폐전이병소가 관찰된다. (D) 3차 고용량방사성요오드치료후 시행한 전신스캔에서는 폐전이병소가 관찰되지 않으며, (E) 동시기에 얻은 흉부CT상에도 폐전이병소 크기가 작아져 섬유성미세결절으로 흔적만 관찰된다. 이 환자는 영상검사 및 갑상샘자극호르몬자극 갑상샘글로불린 측정에서 완전관해로 판정된 후 9년간의 완치된 상태로 유지되고 있다. (Ahn BC, Theranostics, 2011)

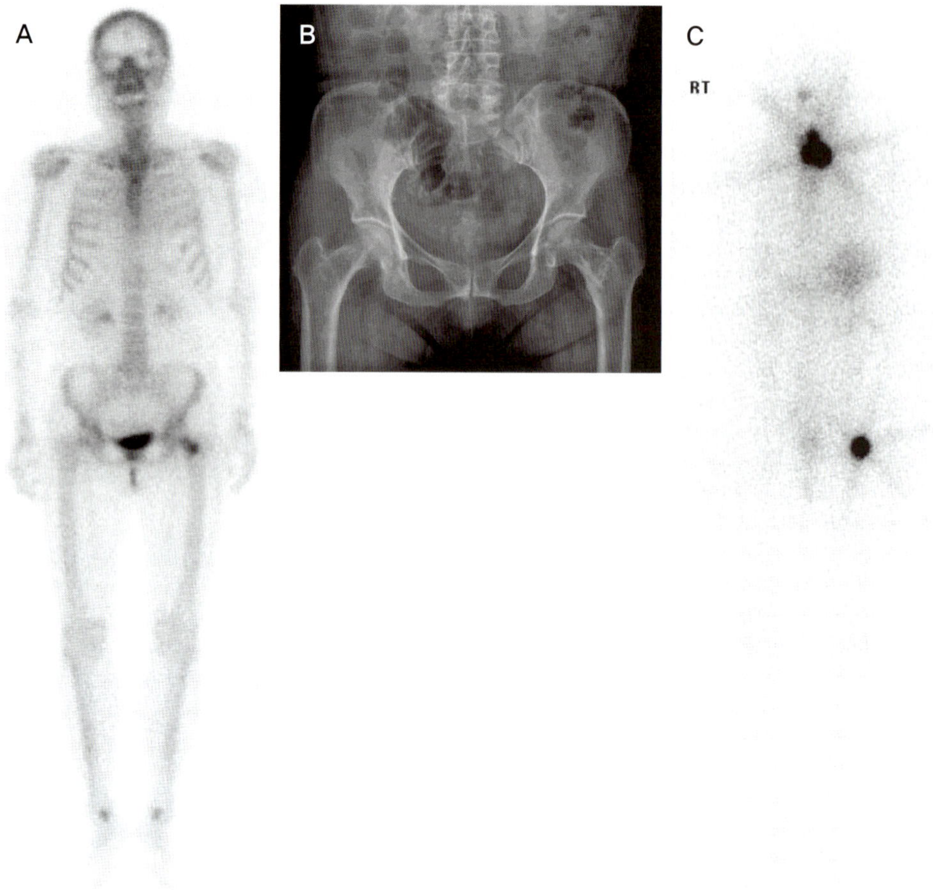

그림 10-4. 분화갑상샘암으로 갑상샘전절제술을 받은 환자.
뼈스캔(A) 및 X-선영상(B)에서 좌측 대퇴골경부에 뼈전이병소가 관찰된다. 고용량방사성요오드치료후 얻은 감마카메라 평면영상(C)에서 동일한 부위에 국소적인 방사능축적이 관찰된다.

10.2. 분화갑상샘암병소로 오인되는 생리적 방사성요오드축적

정상갑상샘이 존재하면, 체내로 투여된 방사성요오드의 대부분은 갑상샘으로 이동하나, 갑상샘을 제거하면, 투여된 방사성요오드는 침샘, 위장, 유방, 대장, 신장 및 방광에서 관찰된다. 이는 생리적으로 방사성요오드가 축적되는 장기 혹은 배설된 방사성요오드가 정체되는 곳이다.

방사성요오드의 축적은 나트륨요오드공동수송체에 의하며, 침샘, 위장, 누낭 및 비루관(lacrimal sac and nasolacrimal duct), 맥락얼기(choroid plexus) 등이다. 이소갑상샘조직(heterotopic thyroid tissue) 및 이소위점막조직(heterotopic gastric mucosa)도 방사성요오드를 축적한다. 이소갑상샘 조직은 혀, 전경부, 종격동, 간장, 난소 등에 존재할 수 있으며, 이소위점막조직은 소장 혹은 식도말단에 존재할 수 있다.

방사성요오드 투여후 간에 방사능이 관찰될 수 있는데, 이는 방사성요오드가 포함된 갑상샘글로불린과 갑상샘호르몬이 간에서 대사가 일어나서 생기는 현상이며, 담낭도 간혹 방사성요오드가 축적되는데 이는 방사성요오드가 담즙으로 배설되어서 생기는 현상이다.

구강, 후두, 식도 등이 방사능이 축적되는 것은 침에 포함된 방사성요오드에 의한 것이며, 식도의 방사능은 흔히 관찰된다. 간혹 식도의 국소적 섭취가 종격동의 림프절전이로 오인될 수 있는데, 식도의 섭취는 종격동 림프절전이와 달리 물을 마시고 다시 영상을 얻으면 방사능이 소실된다.

신장비뇨기계도 방사성요오드스캔에서 빈번히 방사능이 관찰되는데, 신장을 통한 방사성요오드의 배설로 인하여 발생한다. 소변이 축적될 수 있는 모든 곳에 방사능이 관찰될 수 있으며, 드물게는 신낭종에도 방사능이 축적될 수 있다.

대장 방사능이 빈번히 관찰되는데, 담즙을 통해 배출된 방사성요오드와 장벽에서 분비된 방사성요오드가 그 원인으로 받아들여지고 있다.

유선에는 나트륨요오드공동수송체가 발현하여 방사성요오드가 축적되는데, 수유기유선(lactating mammary gland)에 특히 방사성요오드의 축적이 높고, 수유를 중지한 수개월 후에도 강한 방사성요오드 축적이 관찰될 수 있다. 흉선(thymus)에도 방사성요오드가 축적되는데, 젊은 연령에서 더 빈번히 관찰된다.

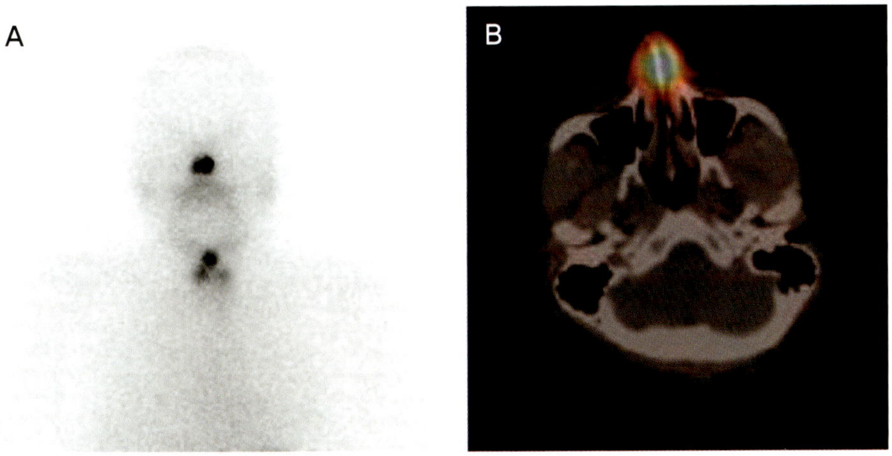

그림 10-5. 고용량방사성요오드치료 후 얻은 감마카메라 평면영상(A) 및 SPECT/CT영상(B).
비강내 방사성요오드축적은 흔히 관찰되는 소견이다(hot nose). 경부에 잔류갑생샘조직에 의한 방사능섭취도 관찰된다.

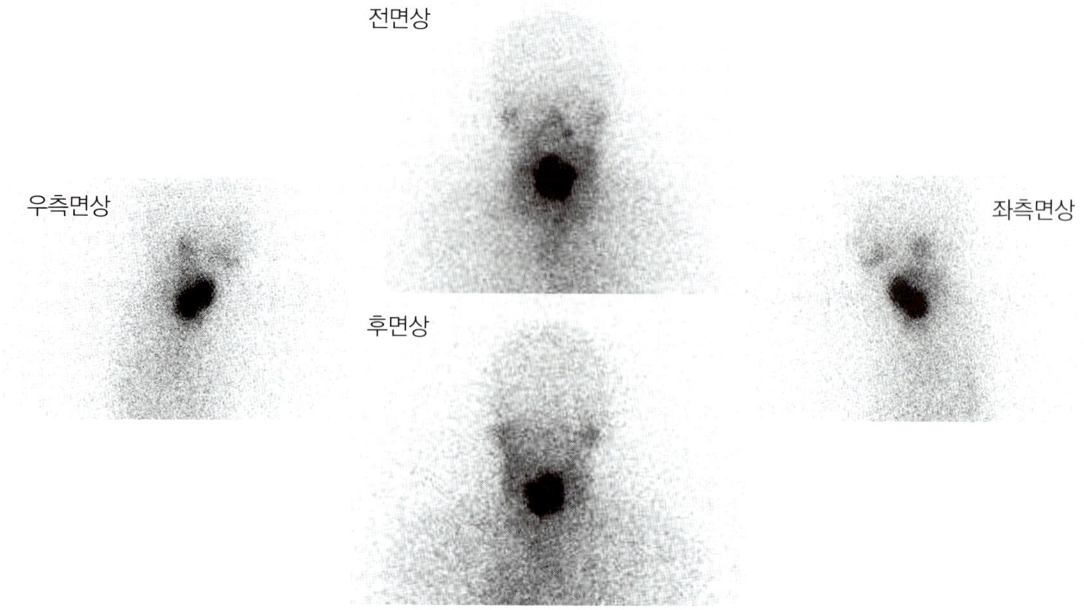

그림 10-6. 고용량방사성요오드치료 후 얻은 감마카메라 평면영상.

경부에 잔류갑생샘조직에 의한 강한 방사능섭취가 관찰된다.

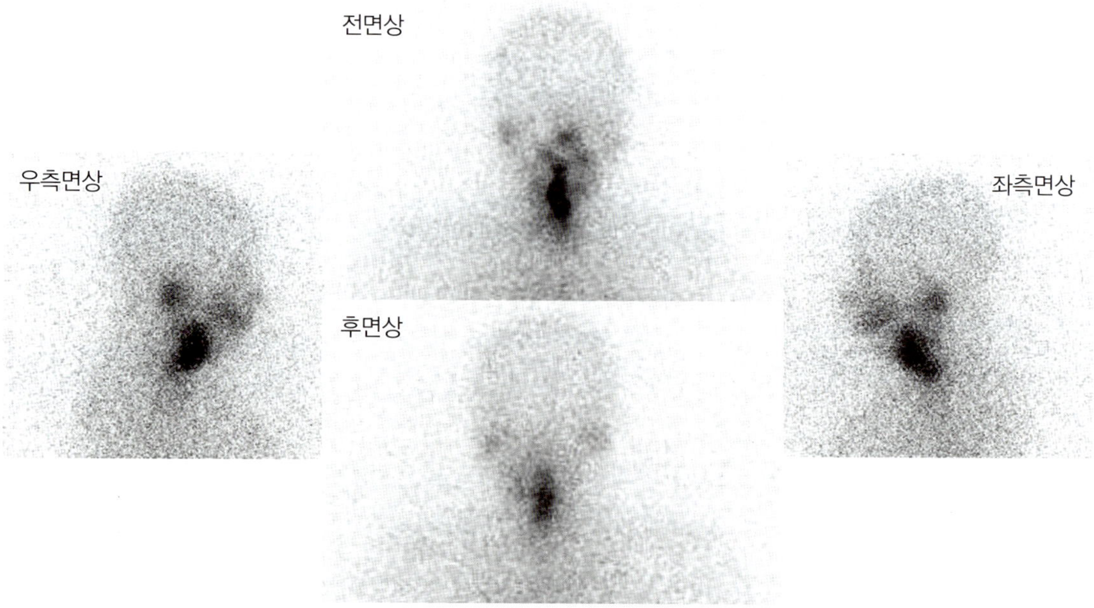

그림 10-7. 고용량방사성요오드치료 후 얻은 감마카메라 평면영상.

혀에서부터 경부에 이르는 일직선 모양의 방사능섭취가 경부중심선에 관찰된다. 갑상설관(thyroglossal duct)에 의한 방사능섭취이다.

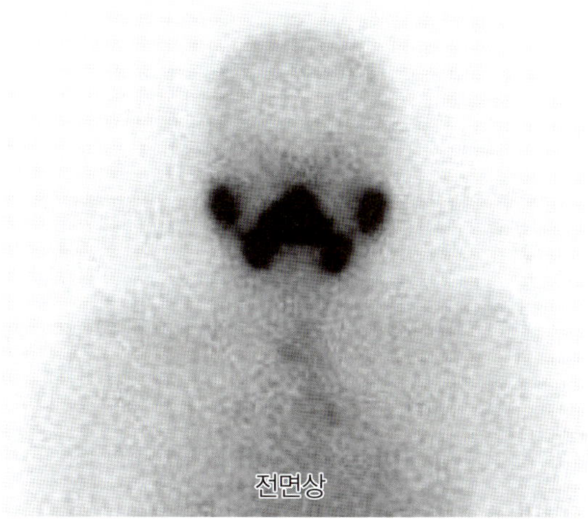

그림 10-8. 고용량방사성요오드치료 후 얻은 감마카메라 평면영상.
양쪽의 이하선(parotid gland) 및 악하선(submandibular gland)에 방사능섭취가 관찰된다. 구강내에도 침의 분비로 인한 방사능축적이 관찰된다.

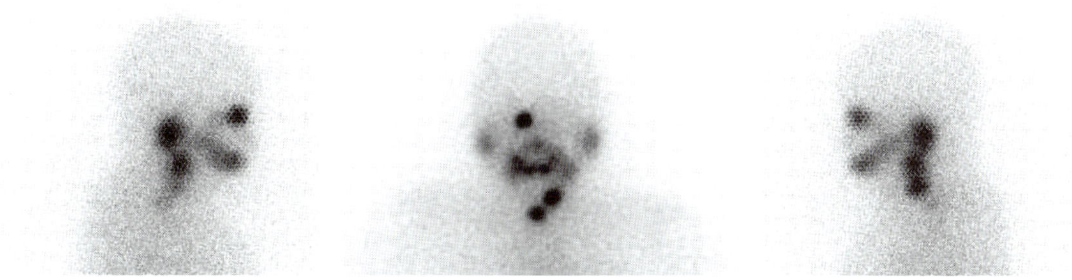

그림 10-9. 고용량방사성요오드치료 후 얻은 감마카메라 평면영상.
우측의 누낭(lacrimal sac)에 방사능섭취가 관찰된다.

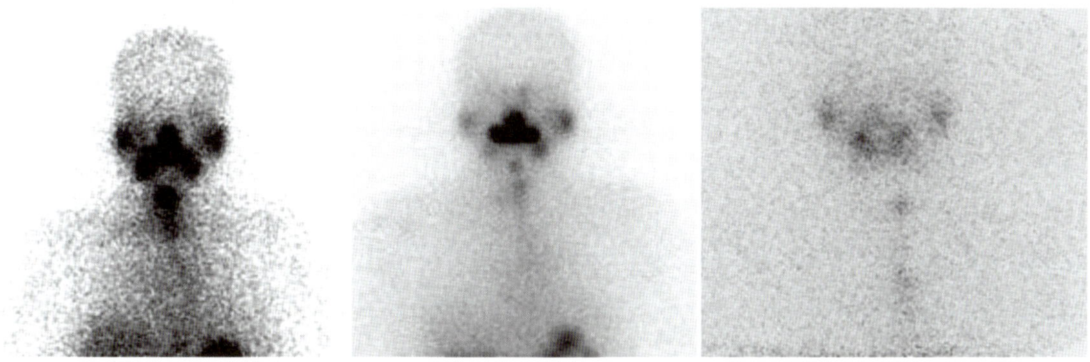

그림 10-10. 고용량방사성요오드치료 후 얻은 감마카메라 평면영상.
일직선 모양의 방사능섭취가 흉부중심선상에 관찰된다. 방사능을 포함한 침이 식도내에 저류되어 발생된다. 물을 마시고 다시영상을 얻으면 소실된다.

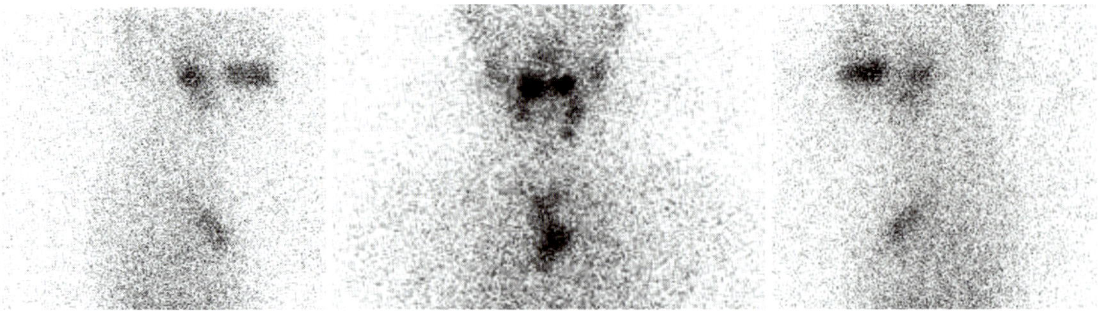

그림 10-11. 고용량방사성요오드치료 후 얻은 감마카메라 평면영상.
전방종격동(anterior mediastinum)에 방사능섭취가 관찰되는데 흉선의 방사능섭취이다.

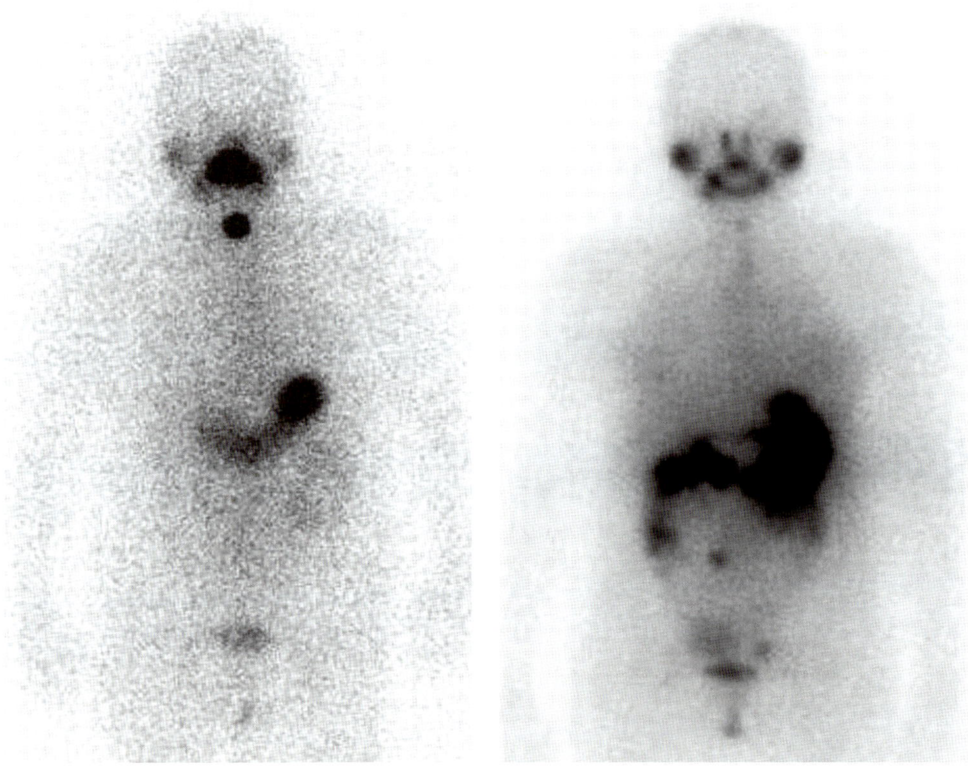

그림 10-12. 고용량방사성요오드치료 후 얻은 감마카메라 평면영상.
위장의 방사능섭취가 강하게 된다. 우측의 환자에서는 복부 중앙에 국소적 방사능섭취가 관찰되는데, Meckel 게실에 이소위점막(heterotopic gastric mucosa)에 의한 방사능섭취일 가능성이 있다.

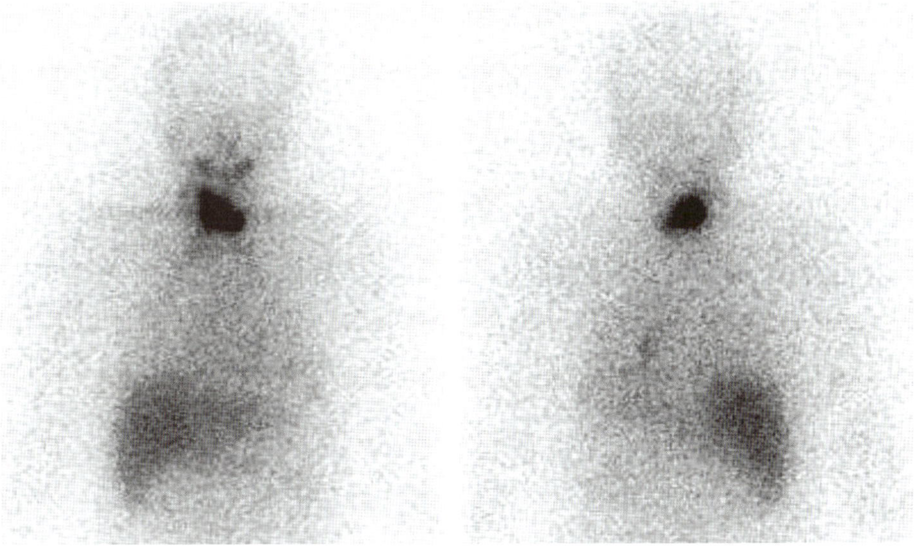

그림 10-13. 고용량방사성요오드치료 후 얻은 감마카메라 평면영상.
간에 방사능섭취가 관찰된다.

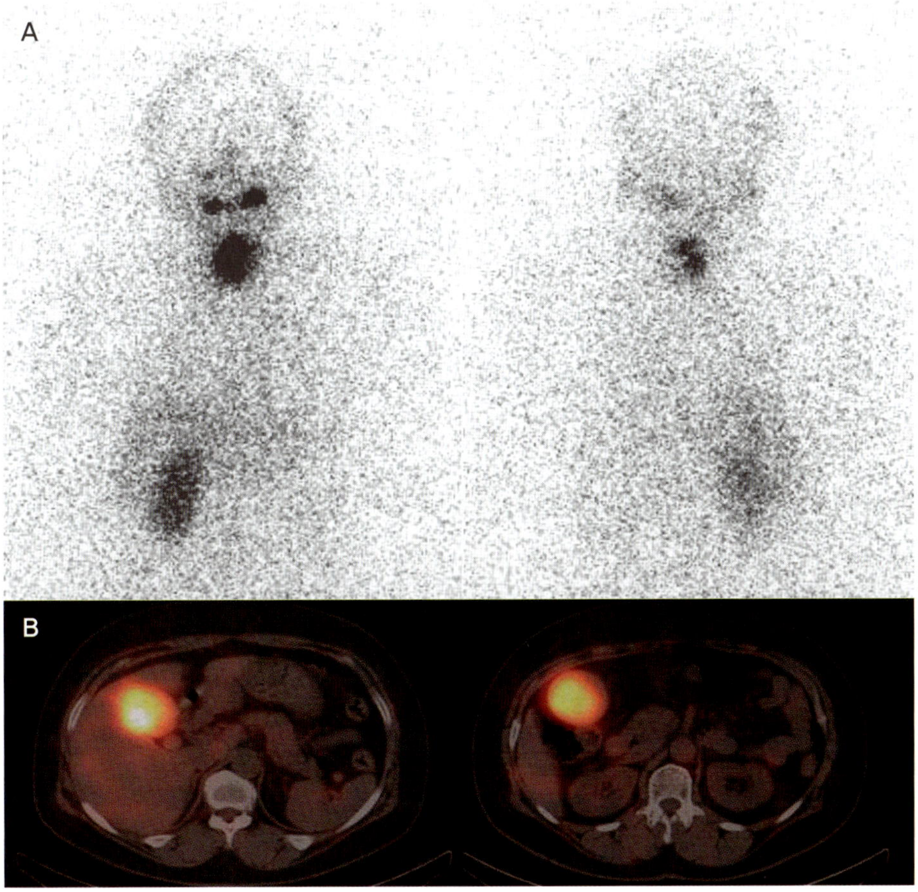

그림 10-14. 고용량방사성요오드치료 후 얻은 감마카메라 평면영상(A) 및 SPECT/CT영상(B).
간에 미약한 방사능섭취가 관찰되며, 담낭에 강한 방사능섭취가 관찰된다.

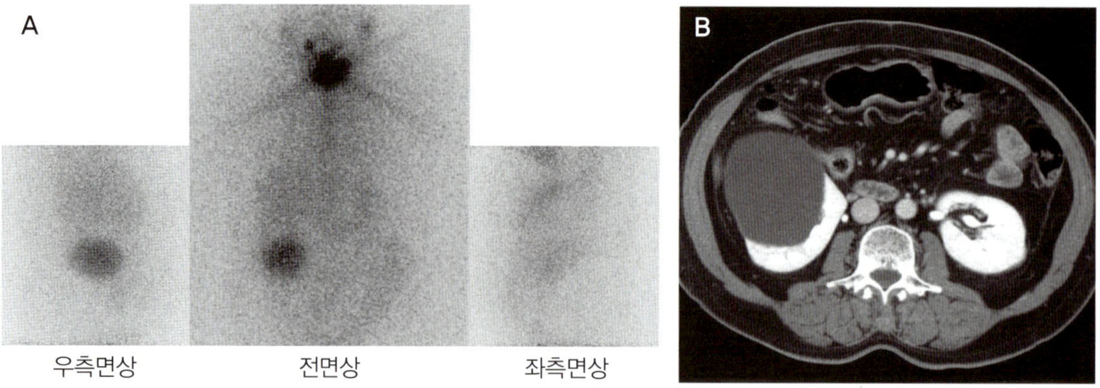

그림 10-15. 고용량방사성요오드치료 후 얻은 감마카메라 평면영상(A) 및 복부CT영상(B).
우측신장 단순낭종에 방사능섭취가 관찰된다.(Chung J, Ahn BC, et al. Hell J Nucl Med. 2012.)

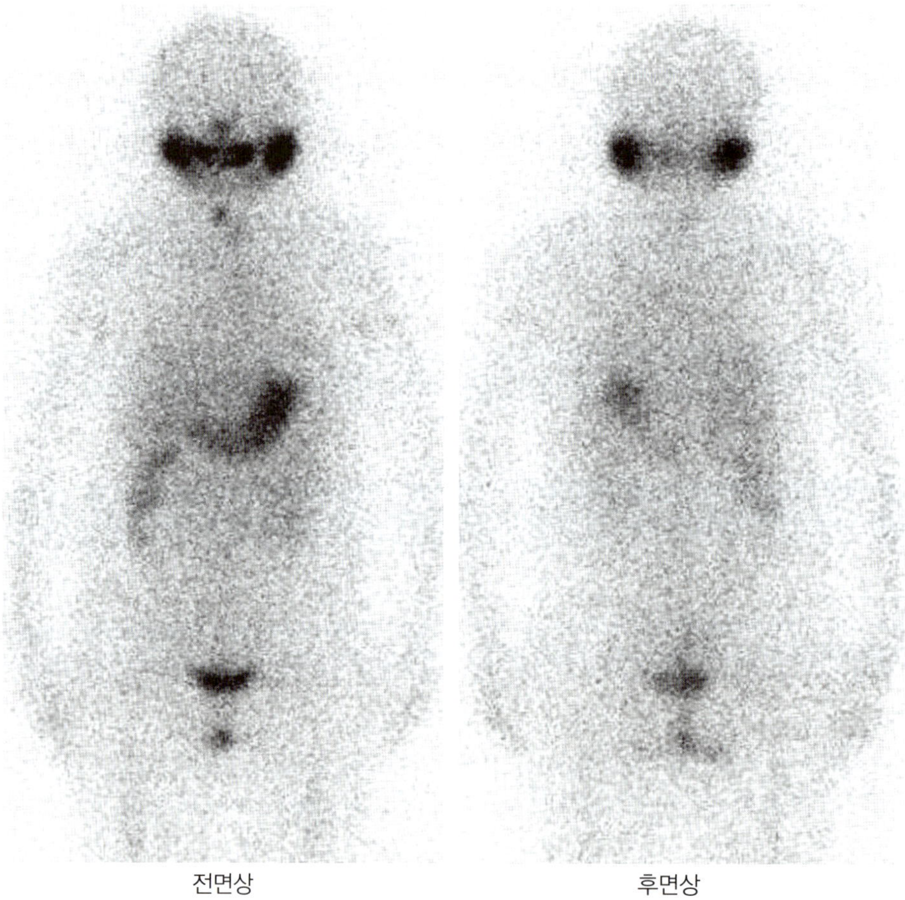

그림 10-16. 고용량방사성요오드치료 후 얻은 감마카메라 평면영상.
비뇨기계의 방사성요오드 배출로 방광에 방사능섭취가 관찰된다.

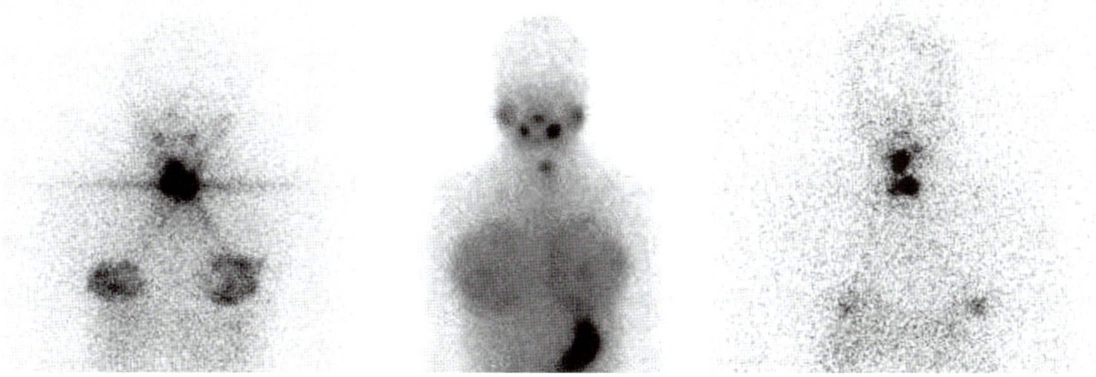

그림 10-17. 고용량방사성요오드치료 후 얻은 감마카메라 평면영상.
유방에 방사능섭취가 관찰될 수 있으며, 전반적인섭취나 국소적섭취가 관찰될 수 있다.

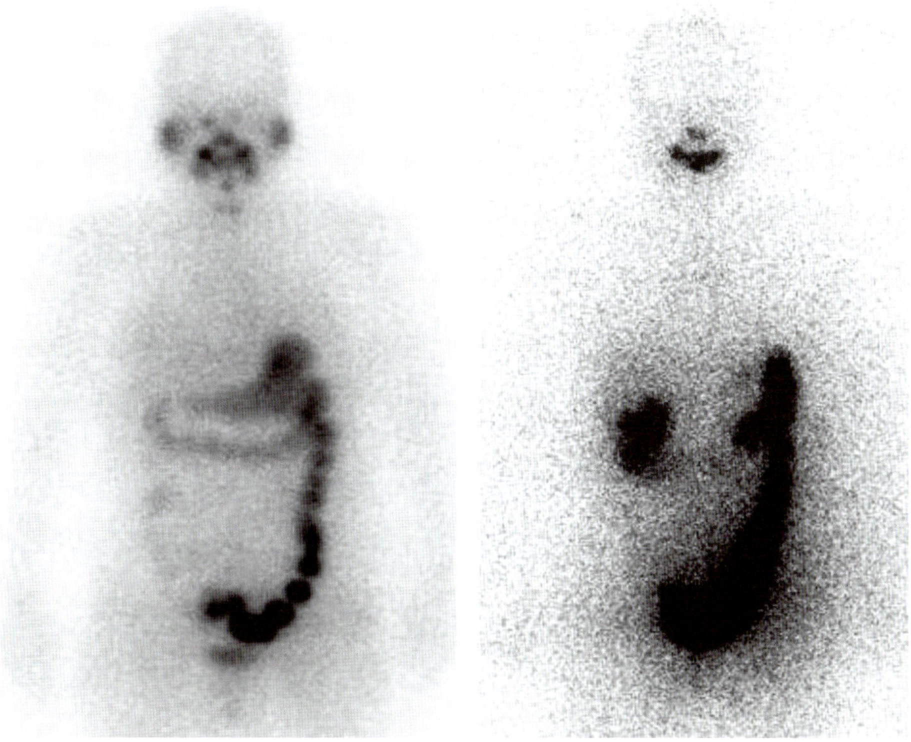

그림 10-18. 고용량방사성요오드치료 후 얻은 감마카메라 평면영상.
대장에 방사능섭취가 관찰된다.

10.3. 분화갑상샘암병소로 오인되는 병리적 방사성요오드축적

다양한 질환병소가 방사성요오드스캔에서 위양성 소견을 나타낼 수 있다. 생리적으로 방사성요오드가 축적되는 영상소견은 대부분에서 비교적 쉽게 위양성임을 판단할 수 있으나, 질환병소에 방사성요오드 축적은 갑상샘암전이에 의한 방사성요오드 축적과 감별이 어려운 경우도 있어 더욱 주의를 요한다.

방사성요오드가 축적되는 병소는 낭성병소, 염증성병소, 종양성병소로 대별할 수 있다. 난소, 유방, 간을 비롯한 다양한 장기의 낭성병변이 방사성요오드를 축적할 수 있는데, 대체로 수동적 확산에 의해 방사성요오드가 축적된다고 알려져 있다. 염증성병소에 방사성요오드 축적기전은 혈류증가와 모세혈관의 투과성증가로 설명하고 있다. 즉 염증으로 인하여 증가된 혈류로 방사성요오드가 염증병소로 많이 전달되고, 또한 혈관투과성증가로 세포외액에 방사성요오드가 정체된다. 기관지염, 폐균종, 피부감염, 관절염, 부비동염 등 다양한 염증성질환에서 방사성요오드 축적이 보고된바 있다. 종양병변의 방사성요오드 축적기전은 종양과 관련된 염증반응으로 혈류가 증가되고 모세혈관투과성이 증가되는 비특이적 기전과, 몇가지 종양에서는 나트륨요오드공동수송체가 발현되어 선택적으로 방사성요오드를 축적하기도 한다. 유방암, 위암, 폐암, 침샘암, 기형종, 난소암, 수막종 등 다양한 암종에서 방사성요오드의 축적이 보고된 바 있다.

생리적축적이 아닌 질환병소에 방사성요오드 축적은 갑상샘암 전이병소와 감별이 쉽지 않을 수 있으나, 임상적소견과 갑상샘암 재발에 예민한 표식자인 혈청 갑상샘글로불린과, 다른 영상검사소견을 함께 참고하면 어렵지 않게 위양성 섭취병소를 갑상샘암 전이병소로 부터 감별해 낼 수 있다.

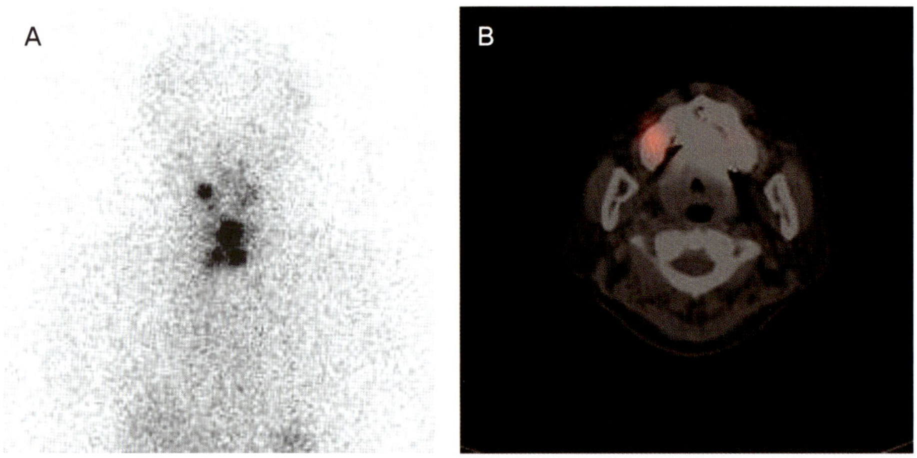

그림 10-19. 고용량방사성요오드치료 후 얻은 감마카메라 평면영상(A) 및 SPECT/CT영상(B).
치주염에 방사성요오드 섭취가 관찰된다.

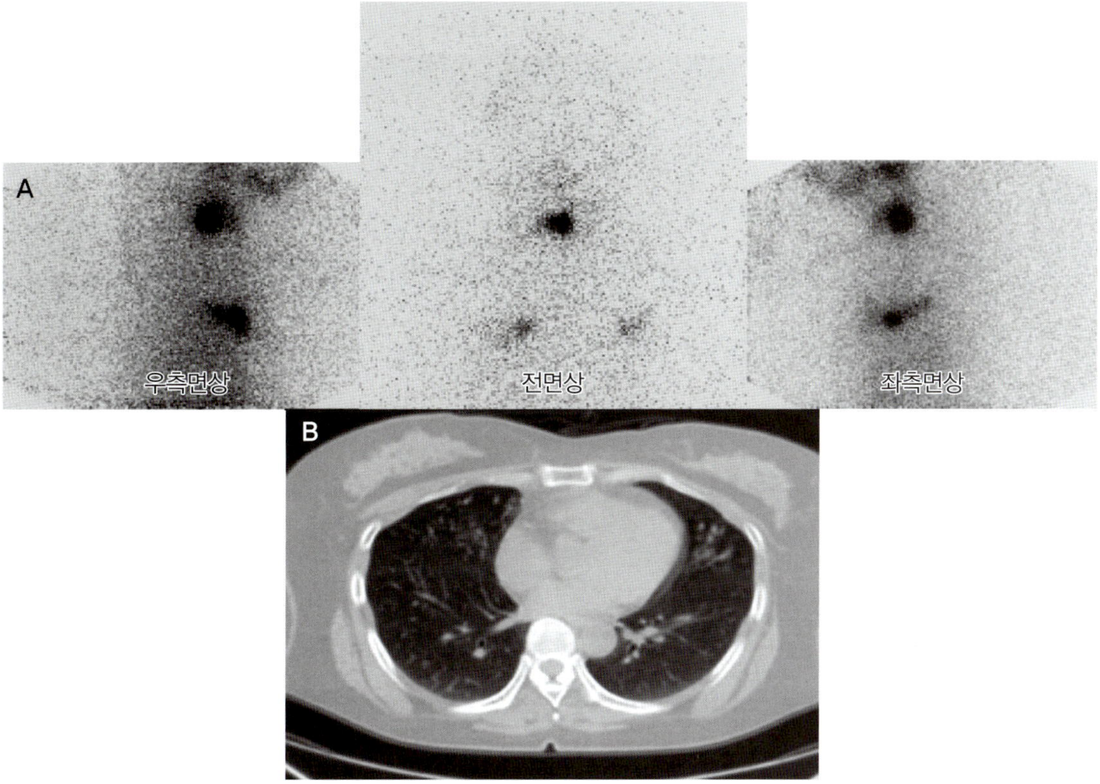

그림 10-20. 고용량방사성요오드치료 후 얻은 감마카메라 평면영상.
기관지확장증에 방사성요오드 섭취가 관찰된다.

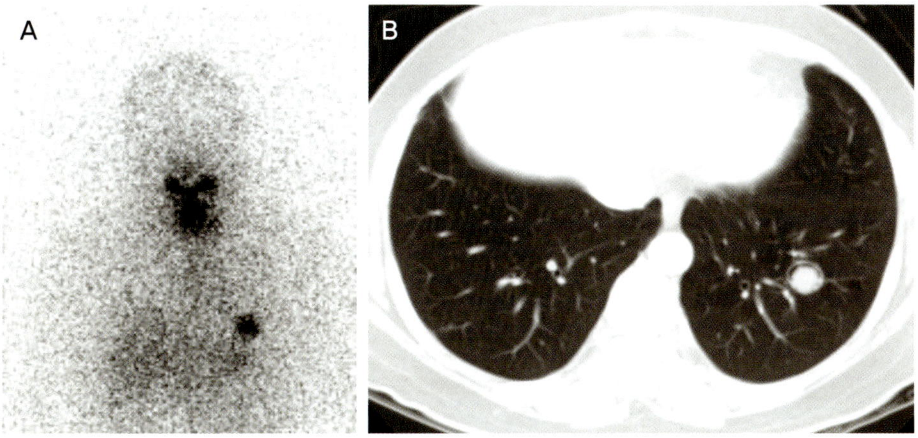

그림 10-21. 고용량방사성요오드치료 후 얻은 감마카메라 평면영상(A) 및 흉부CT영상(B).
폐아스페르길루스종(pulmonary aspergilloma)에 방사능섭취가 관찰된다. (Ahn BC et al. Thyroid. 2011.)

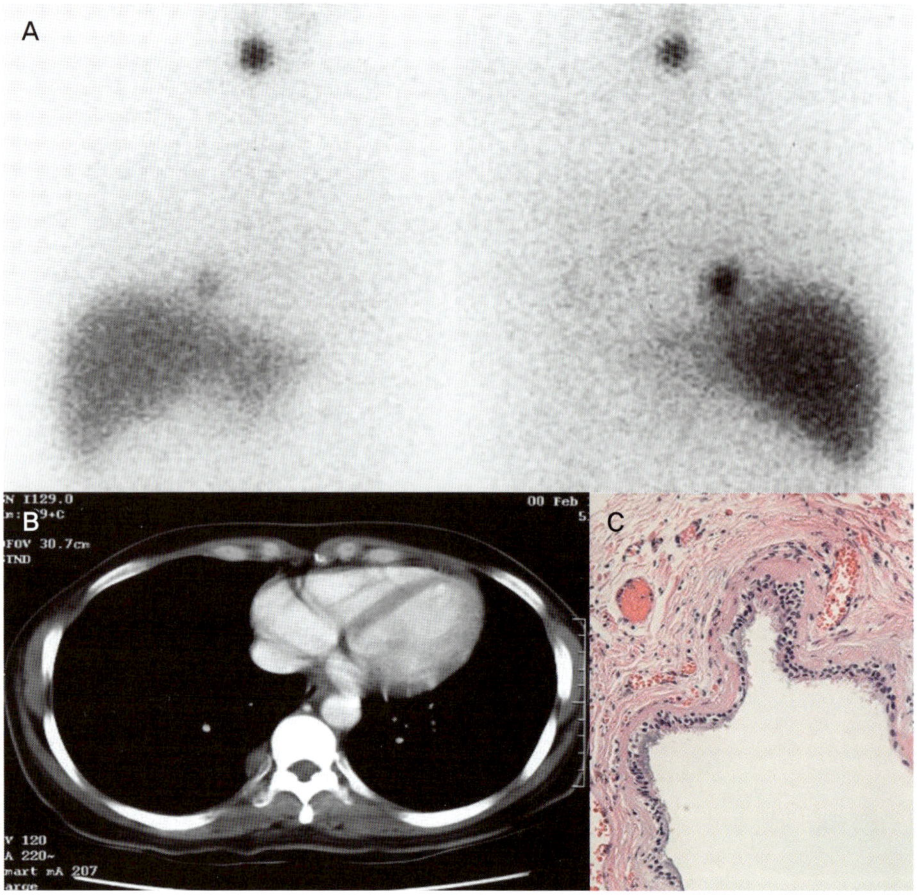

그림 10-22. 고용량방사성요오드치료 후 얻은 감마카메라 평면영상(A) 및 흉부CT영상(B).
우측 후종격동에 방사성요오드가 축적되는 결절성 병소가 관찰된다. 외과적절제술후 얻어진 병리조직(C)에서 기관지낭으로 최종진단되었다.

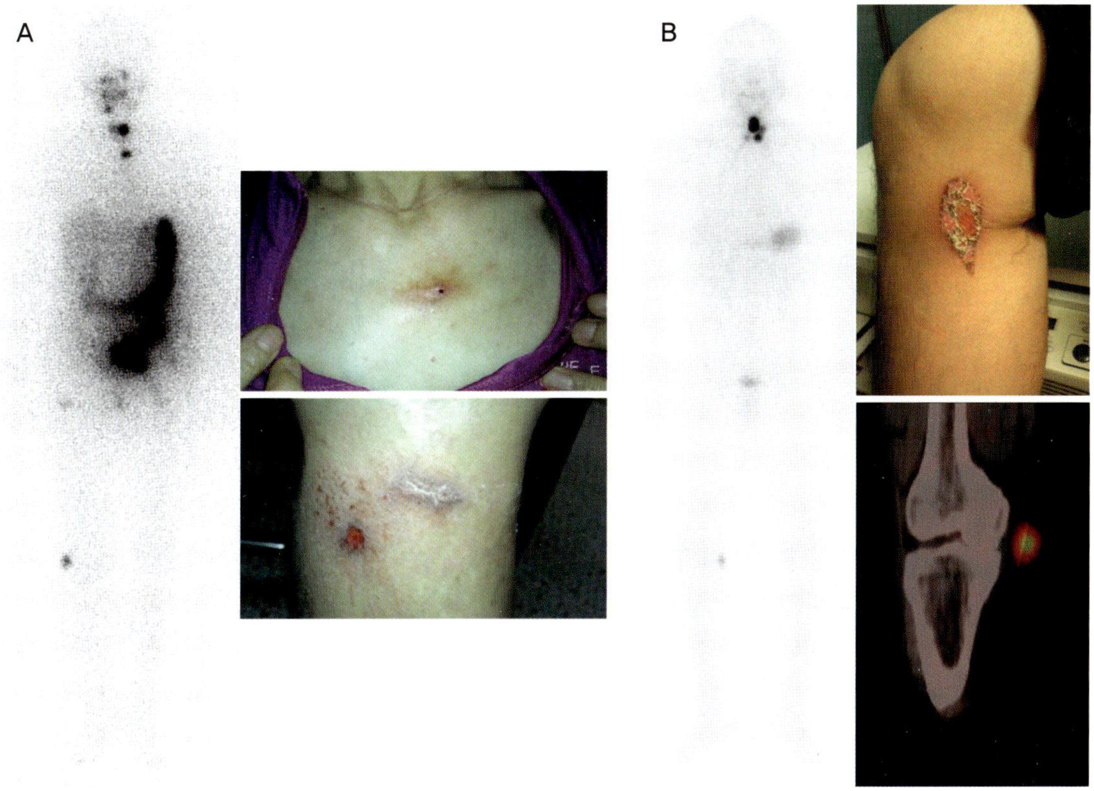

그림 10-23. 고용량방사성요오드치료 후 얻은 감마카메라 평면영상 및 SPECT/CT 영상.
피부상처에 방사성요오드 섭취가 관찰된다.

10.4. 분화갑상샘암병소로 오인되는 방사성요오드오염

생리적인 체액이나 질환에 의한 분비물은 방사성요오드를 포함할 수 있어, 이로 인한 섭취증가 부위가 갑상샘암의 전이병소로 오인될 수 있다. 침, 소변, 젖, 땀, 눈물, 가래, 콧물, 구토물, 대변 등에 방사성요오드가 포함되어 있으므로, 옷이나 피부가 이런 분비물이나 배설물에 묻게 되면 영상에 방사능축적으로 오인된다.

생리적 혹은 병리적 방사성요오드 축적으로 설명이 쉽지 않은 곳의 방사능섭취는 오염의 가능성을 반드시 생각하여야 한다. 오염에 의한 방사능섭취는 거의 항상 피부표면근처에 존재하므로 측면 혹은 사면에서 영상을 재촬영하거나, SPECT 촬영을 하면 쉽게 구별할 수 있고, 옷을 갈아입거나, 씻고나서 재촬영하여 방사능섭취가 사라지는 것으로 확인할 수 있다. 샤워 등으로 전신을 깨끗이 씻고 옷을 갈아 입은 후 감마카메라영상을 얻으면 오염에 의한 위양성을 최소한으로 줄일 수 있다.

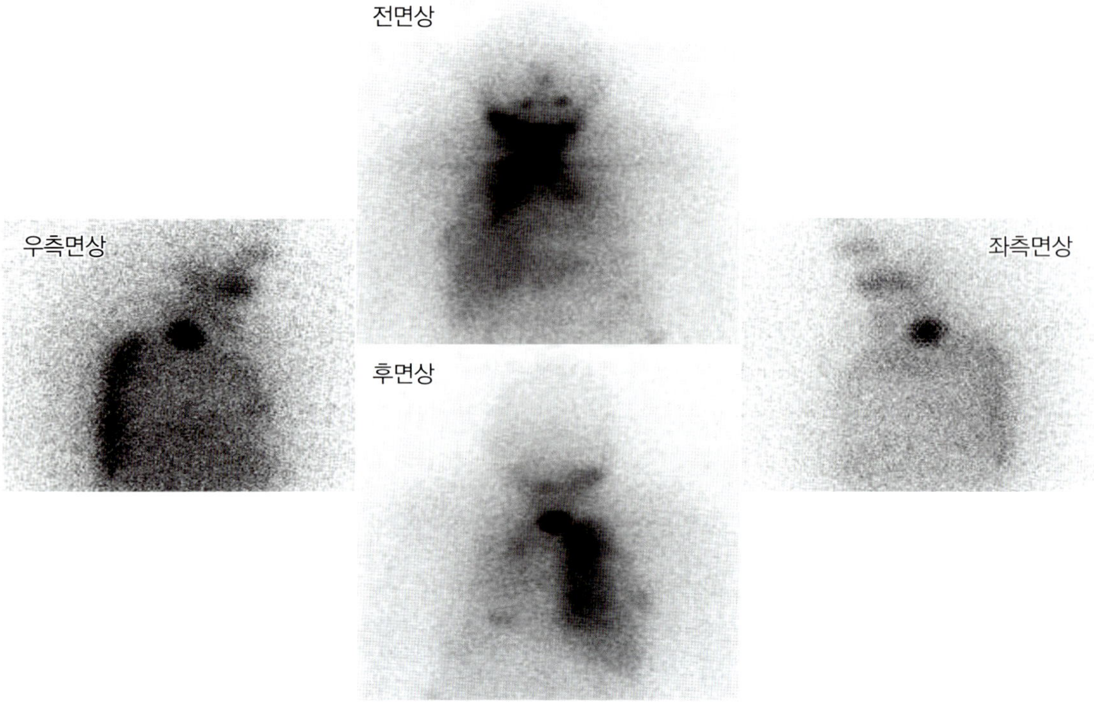

그림 10-24. 고용량방사성요오드치료 후 얻은 감마카메라 평면영상.
우측등에 땀에 의한 오염으로 방사성요오드 섭취가 관찰된다.

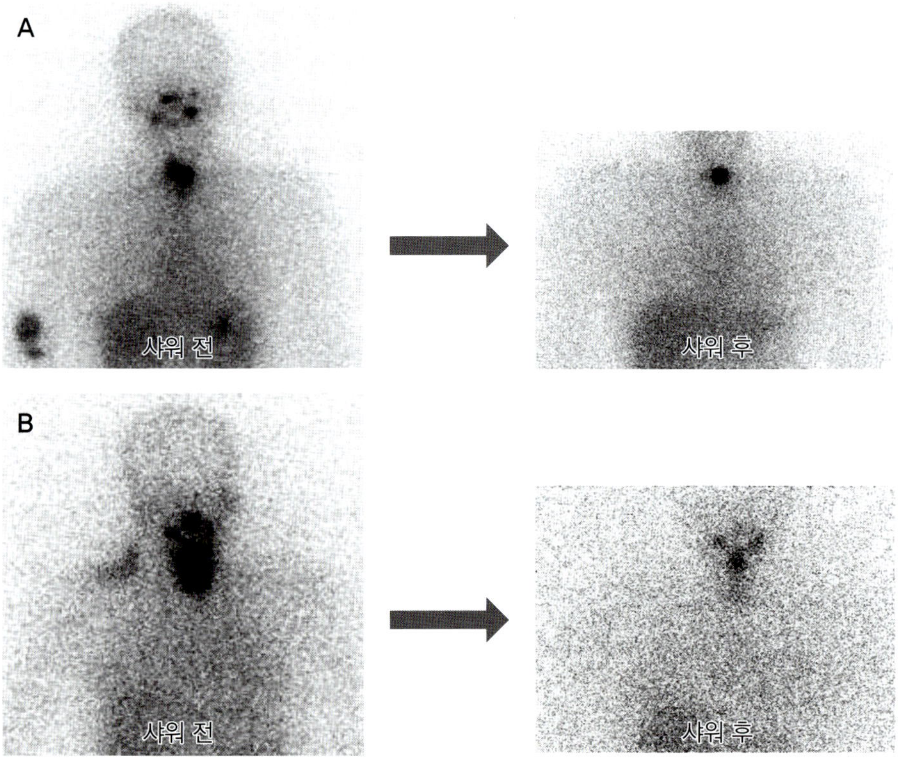

그림 10-25. 고용량방사성요오드치료 후 얻은 감마카메라 평면영상.
침에 의한 우측팔 오염(A)이 씻은 후 소실되었다. 침에 의한 우측 어깨부위 오염(B)이 씻은 후 소실되었다.

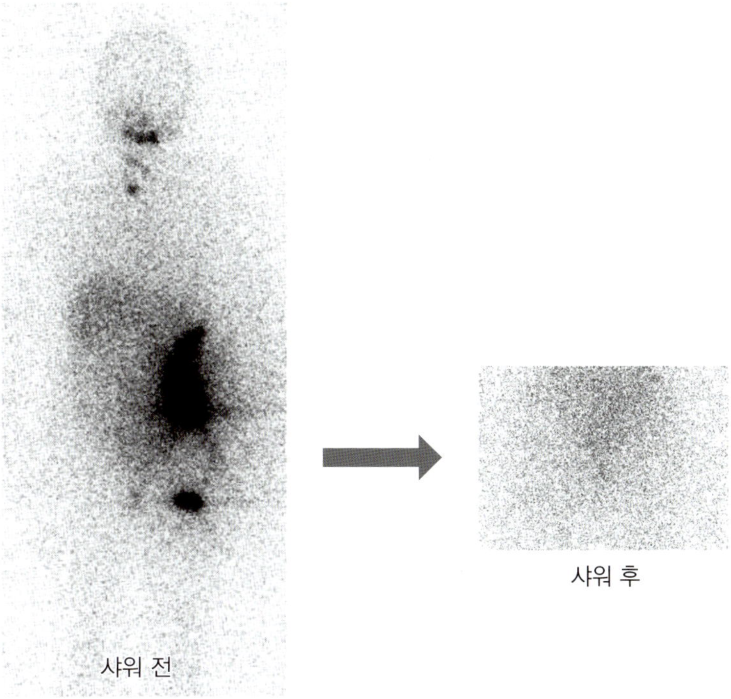

그림 10-26. 고용량방사성요오드치료 후 얻은 감마카메라 평면영상.
좌측대퇴부에 소변오염으로 방사성섭취가 관찰된다. 3일 후 샤워를 한 다음 얻은 영상에는 대장방사능이 배변으로 배출되었고, 좌측대퇴부 소변오염에 의한 방사능섭취도 소실되었다.

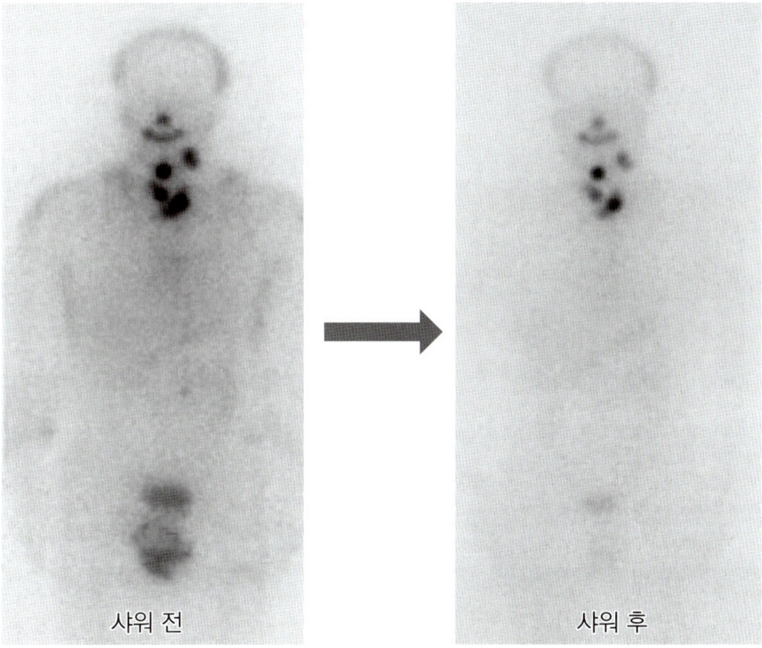

그림 10-27. 고용량방사성요오드치료 후 얻은 감마카메라 평면영상.
흉부에 땀으로 인한 미만성의 방사성섭취가 관찰된다. 서혜부에 소변오염으로 인한 방사능섭취가 관찰된다. 다음날 샤워와 의복을 교체한 후 얻은 영상에는 땀과 소변오염에 의한 방사능섭취가 모두 소실되었다.

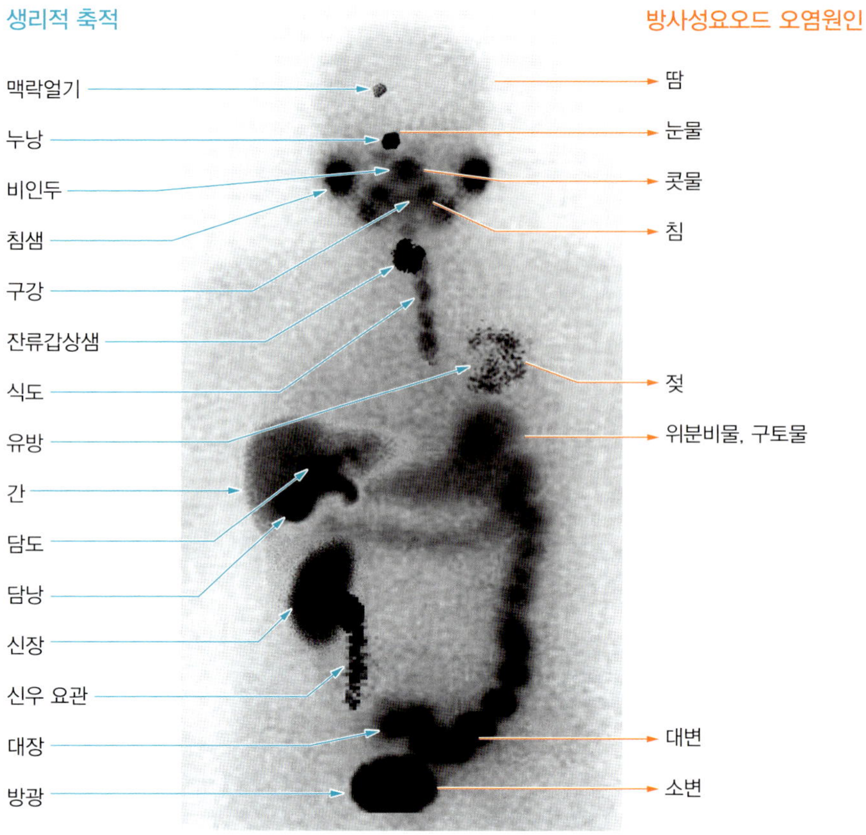

그림 10-28. 생리적 방사성요오드 섭취가 나타나는 부위와 방사성요오드 오염원인

참고문헌

1) Ahn BC. Nuclear thyroidology. RCA/UNDP training course; promotion and accelerating nuclear SPECT/PET imaging technologies in the region. 2011.

2) Ahn BC. Chapter 1. Physiologic and false positive pathologic uptakes on radioiodine whole body scan Gholamrezanezhad A. 12 Chapters on Nuclear Medicine. Rijeka: InTech, 2011.

3) Oh JR, Ahn BC. False-positive uptake on radioiodine whole-body scintigraphy: physiologic and pathologic variants unrelated to thyroid cancer. Am J Nucl Med Mol Imaging 2012;2:362-385.

4) Ahn BC. Sodium iodide symporter for nuclear molecular imaging and gene therapy: from bedside to bench and back. Theranostics. 2012;2:392-402.

5) Ahn BC, Lee SW, Lee J, Kim C. Pulmonary aspergilloma mimicking metastasis from papillary thyroid cancer. Thyroid. 2011;21:555-8.

6) Chung J, Ahn BC, Lee SW, Chun KA, Cho IH, Lee J. High and low radioiodine doses to indicate a simple renal cyst.Hell J Nucl Med. 2012;15:258-9.

chapter 11 부 록

방사능단위

1 Ci (curie) = 3.7×10^{10} dps (disintergration per second) = 3.7×10^{10} Bq(Becquerel)

1 mCi= 3.7×10^{7} dps = 3.7×10^{7} Bq

1 uCi= 3.7×10^{4} dps = 3.7×10^{4} Bq

갑상샘핵의학에서 주로 이용되는 방사성핵종

방사성핵종	F-18	Tc-99m	I-123	I-124	I-131
생산	사이클로트론	발생기	사이클로트론	사이클로트론	원자로
붕괴형식	양전자방출	핵이성체전이	전자포획	양전자방출	베타붕괴
물리적반감기	110분	6시간	13시간	4.2일	8.0일
감마선에너지(keV)	511	140	159	511	364
용도	진단용	진단용	진단용	진단용	치료용/진단용

갑상샘암의 방사성요오드전신스캔상 위양성 원인 및 감별

(인용 출처: Oh JR, Ahn BC. Am J Nucl Med Mol Imaging 2012;2:362-385)

Table 1. Physiologic radioiodine uptake(계속)

Region	Mechanism of radioiodine uptake
Head and Neck	
Ectasia	
Common carotids	Blood stasis and reverse flow
Parotid gland duct	Retention of saliva
Epiphora	Retention of tear due to nasolacrimal duct obstruction
Nasolacrimal sac cyst	Passive diffusion and retention of tear
Thyroglossal duct	Functional NIS expression
Prosthetic denture	Unclear, retention of saliva
Chest	
Breast	
Non-feeding	Functional NIS expression
Feeding	Lactation of radioiodine, enhanced functional NIS expression
Hyperprolactinemia	Enhanced functional NIS expression in breast tissue caused by prolactinoma in the pituitary gland
Thymus	Functional NIS expression and iodine concentration in Hassall's bodies
Respiratory tract	The use of local aerosol medication because of the chronic pulmonary disease
Esophageal retention	Retention of saliva and/or refluxed gastric juice
Achalasia	
Zenker's diverticulum	
Epiphrenic diverticulum	
Esophageal scarring	+ post-radiation scarring
Thoracic aortic aneurysm	Retention of radioiodine in blood pool
Pectus excavatum	Displaced cardiac blood pool by deformity
Hiatal hernia	Functional NIS expression and gastric secretion
Cysts	Passive diffusion (or partially active transport) and retention of radioiodine
Pleuropericardial cyst	
Bronchogenic cyst	
Thymic cyst	
Breast cyst	

Table 1. Physiologic radioiodine uptake(계속)

Region	Mechanism of radioiodine uptake
Abdomen and pelvis	
Liver	Absorption of radioiodinated thyroglobulin released from functioning thyroid tissue, delayed hepatic excretion and functional NIS expression in the intrahepatic bile ducts
Gallbladder and biliary tract	Delayed hepatic excretion and functional NIS expression in the gallbladder mucosa and bile ducts
Stomach	
Gastric volvulus	Retention of gastric secretions
Intestine	
Meckel's diverticulum	Functional NIS expression
Colonic scar	Unclear, appendectomy site
Appendix	Retention of intestinal secretions
Pelvocalyceal diverticulum or dilation	Retention of urine
Ectopic kidney	Physiologic urine activity and/or urine retention
Uterus and vagina	Retention of menstrual blood
Gestational sac	Iodine transport from mother to fetus Functional NIS expression in placenta
Cysts	Passive diffusion (or partially active transport) and retention of radioiodine
Hepatic cyst	
Renal cyst	
Ovarian endometriosis cyst	
Epithelial cyst in mesentery	
Others	
Bone marrow	Unclear, patient's athletic activities
Dilated greater saphenous vein	Blood stasis and reverse flow
Sebaceous cyst	Passive diffusion and retention of radioiodine:
Contamination	
Tears	Artificial eye
Saliva	Chewing tobacco and gum, lips
Nasal secretion	Nose–ring sign
Vomitus	
Milk	
Sweat	Handkerchief sign, helmet sign, necklace sign
Urine	

Table 2. Pathologic uptake unrelated to tumor

Region	Mechanism of radioiodine uptake
Head and Neck	
Inflammation	Increased perfusion and vasodilatation, and enhanced capillary permeability
Folliculitis in scalp	
Sialoadenitis	
Sinusitis	
Dacryocysitis	
Mucocele	Accumulation of inflammatory exudates and mucous secreted by the hypertrophied glands and mucinous cells
Frontal sinus mucocele	
Laryngocele	
Trauma	Increased perfusion and vasodilatation, and enhanced capillary permeability
Subdural hematoma	
Tracheostomy site	
Cranial metallic suture	
Chest	
Inflammation	Increased perfusion and vasodilatation, and enhanced capillary permeability
Acute respiratory infection	+ accumulation of tracheobronchial secretions in the airway
Pulmonary tuberculosis	+ accumulation of tracheobronchial secretions in the damaged lung region
Rheumatoid lung disease	
Pulmonary aspergilloma	+ the endotoxins or enzymes released locally by the fungus, which cause cellular damage to the inner lining of the fungus ball cavity
Bronchiectasis	Accumulation of bronchial secretions
Myocardial infarction	Increased perfusion and vasodilatation, and enhanced capillary permeability
Pericardial and pleural effusion	Pathologic transudates or exudates
Chest wall after needle biopsy	Increased perfusion and vasodilatation, and enhanced capillary permeability by the tissue trauma
Abdomen and pelvis	
Cholecystitis	Inflammatory reaction and retention of radioiodine in the leukocytes/ bile retention/ mucinous secretion
Others	
Rheumatoid arthritis during acupuncture treatment	Increased perfusion and vasodilatation, and enhanced capillary permeability
Post-traumatic superficial scabs	Inflammatory reaction after trauma and retention of radioiodine in the leukocytes of post-traumatic clots

Table 3. Pathologic uptake related to benign tumor

Region	Mechanism of radioiodine uptake
Head and Neck	
Meningioma	Brain edema or high vascularity
Cavernous angioma	Unclear, possibly high vascularity
Warthin's tumor	Active transport in salivary glands
Oncocytoma of the parotid gland	Increased vascularity, capillary permeability, and active iodine transport
Osteoid osteoma of nasal bone	Unclear, possibly high vascularity
Chest	
Breast fibroadenoma	Functional NIS expression
Cystic mesothelioma	Passive diffusion and retention of radioiodine
Struma cordis	Functional NIS expression
Abdomen and pelvis	
Hepatic hemangioma	Intravascular blood pooling and transcapillary escape of iodine with interstitial retention
Neurilemoma	Unclear
Littoral cell angioma of spleen	Prolonged pooling of I-131-laden blood within abnormal cardiovascular structures
Uterine myoma	Unclear
Benign ovarian tumor	
Struma ovarii	Functional NIS expression
Mucinous cystadenoma	Functional NIS expression and fluid retention
Serous cystadenofibroma	Functional NIS expression and fluid retention
Rectal wall teratoma	Functional NIS expression
Others	
Vertebral hemangioma	Intravascular blood pooling and transcapillary escape of iodine with interstitial retention

NIS: sodium iodide symporter

Table 4. Pathologic uptake related to non-thyroidal malignant tumor

Region	Mechanism of radioiodine uptake
Chest	
Primary lung cancer	Functional NIS expression and tumoral inflammatory change
Adenocarcinoma	
Squamous cell carcinoma	
Large cell carcinoma	
Small cell carcinoma	
Bronchioloalveolar cell carcinoma	+ glandular secretion by mucinous lesion
Metastatic lung carcinoma	Functional NIS expression and tumoral inflammatory change
Cervical adenocarcinoma	
Struma ovarii	
Breast cancer	Functional NIS expression and tumoral inflammatory change
Abdomen and pelvis	
Metastatic hepatic tumor	Functional NIS expression and tumoral inflammatory change
Gastric adenocarcinoma	
Struma ovarii	
Malignant fibrous histiocytoma in retroperitoneum	Unclear, tumoral inflammatory process
Malignant struma ovarii	Functional NIS expression and tumoral inflammatory change
Ovarian tumor	
Peritoneal seeding	
Others	
Metastatic bone tumor	Functional NIS expression and tumoral inflammatory change
Lung adenocarcinoma	
Digestive adenocarcinoma	

NIS: sodium iodide symporter

Table 5. Differential diagnosis according to the location and nature of radioiodine uptake(계속)

Location	Nature	Differential diagnosis	Additional findings
Upper head	Diffuse	Perspiration in scalp or wig	
	Focal	Brain or skull metastasis from thyroid cancer	Not uncommon
		Eye metastasis from thyroid cancer	Very uncommon
		Meningioma	Half-lunar shaped
		Hematoma	Crescent shaped
		Cavernous angioma	
		Metallic suture	Multiple in rows
Lower head	Diffuse	Physiologic accumulation of saliva	
	Focal	Skull metastasis from thyroid cancer	Not uncommon
		Salivary gland metastasis from thyroid cancer	Very uncommon
		Mucocele and sinusitis	
		Sialoadenitis	Unilateral or bilateral
		Benign salivary tumors	More localized than sialoadenitis
		Ectopic thyroid tissue	Midline
		Various ductal retention and cysts	
	Outside of the body	Contamination to hair	
Neck	Diffuse	Large amounts of remnant thyroid tissue	
	Focal	Metastatic lymph node and/or remnant thyroid tissue	Common, single or multiple
		Ectopic thyroid tissue and thyroglossal duct	Midline
		Tracheostomy site	Anterior, midline
		Contamination in necklace or scarf	

Table 5. Differential diagnosis according to the location and nature of radioiodine uptake(계속)

Location	Nature	Differential diagnosis	Additional findings
Lung	Diffuse	Metastasis from thyroid cancer	Not uncommon
		Pleural effusion	Unilateral or bilateral: erect or decubitus view is helpful
		Inflammatory lung disease	Diffuse or perihilar distribution
	Focal	Metastasis from thyroid cancer	Not uncommon
		Bronchiectasis	Nodular, branching or perihilar distribution
		Inflammatory granuloma	
		Primary or metastatic lung malignancy	
Mediastinum	Diffuse	Physiologic thymic uptake	Diffuse or dumbbell-shaped
		Pericardial effusion	Halo-like uptake
	Linear	Esophageal retention	Delayed imaging after water ingestion is helpful.
		Aortic Aneurysm	
		Tracheal secretion	Branching uptake
	Focal	Metastatic lymph node from thyroid cancer	Not uncommon
		Ectopic thyroid tissue	
		Esophageal diverticulum	
Breast	Diffuse	Lactating or non-lactating breast	Bilateral or unilateral
		Hyperprolactinemia	Intense and relatively well localized
	Focal	Metastasis from thyroid cancer	Very uncommon
		Cysts or benign tumors	
		Primary breast malignancy	

Table 5. Differential diagnosis according to the location and nature of radioiodine uptake(계속)

Location	Nature	Differential diagnosis	Additional findings
Liver	Diffuse	Indicator of the presence of functioning thyroid tissue or hepatic dysfunction or hepatosteatosis	
	Focal	Metastasis from thyroid cancer	Uncommon
		Cyst or hemangioma	
		Biliary retention with/without stone	
		Normal or inflamed gallbladder	
		Metastasis from other malignancies	
Kidney	Focal	Metastasis from thyroid cancer	Uncommon
		Cysts	
		Urine retention	Unilateral and bilateral
		Ectopic kidney	
Gastrointestinal tract	Diffuse or segmental	Physiologic uptake	
	Focal	Physiologic uptake	
		Meckel's diverticulum	
		Colonic metastasis from struma ovarii	Extremely uncommon
Uterus	Focal	Metastasis from thyroid cancer	Extremely uncommon
		Menstruation	
		Intrauterine device	
		Myoma	
Ovary	Focal	Struma ovarii	
		Cysts or benign tumors	
Bone	Diffuse	Increased physical activity	Bilateral, long bones
	Focal	Metastasis from thyroid cancer	Not uncommon, single or multifocal
		Osteoid osteoma	
		Hemangioma	Vertebra
Extremities	Diffuse	Inflammatory disease	
	Focal	Skin or soft tissue metastasis from thyroid cancer	Uncommon
		Trauma, superficial scab	
		Contamination	

Table 5. Differential diagnosis according to the location and nature of radioiodine uptake(계속)

Location	Nature	Differential diagnosis	Additional findings
Multiple sites	Multifocal	Metastases from thyroid cancer or struma ovarii	Not uncommon
		Metastases from other malignancies (lung, cervical or gastric cancer)	

INDEX(한글)

S

T

V

W

Y

INDEX(영문)

ㅈ

ㅊ

ㅋ

ㅌ

ㅍ

ㅎ

갑상샘 핵의학

2014년 1월 13일 인 쇄
2014년 1월 17일 발 행

정가 30,000원

저 자 : 안 병 철

발행자 : 최 병 진

발 행 처 : 도서출판 **고 려 의 학**
(136-821) 서울 성북구 성북로9길 1 보문빌딩 3층
Tel. 765-0333, 0337
Fax. 743-2288

ISBN 978-89-7043-958-7
등록번호 : 제 1-519호 1978. 6. 29.